Fixierung in der Pflegepraxis

Fixierung in der Pflegepraxis

Alternativen kennen – Selbstbestimmungsrecht achten

Manfred Borutta

Vincentz Verlag

Die Deutsche Bibliothek – CIP-Einheitsaufnahme

Borutta, Manfred:
Fixierung in der Pflegepraxis : Alternativen kennen -
Selbstbestimmungsrecht achten / Manfred Borutta. - Hannover
: Vincentz, 1994
ISBN 3-87870-418-6

Zur Entlastung unserer Umwelt auf chlorfrei gebleichtem Papier gedruckt.

Druck: CW Niemeyer, Hameln

ISBN 3-87870-418-6

Für Kezia, Sara und Sebastian:

Die Freiheit ist eine der schönsten Blumen!

„... mittlerweile wird auch ein Recht auf Verwirrtheit und in gewissem Grade auch ein Recht auf Verwahrlosung anerkannt.

Art. 2 Abs. 1 GG schützt insbesondere auch die Freiheit der nicht-angepaßten, der seelisch Kranken und Behinderten in ihrer spezifischen Lebensform.

Der Betreuer darf nicht seine Vorstellung von unzumutbarer Verwahrlosung zugrunde legen, sondern muß die besondere Situation des Betreuten beachten.

Generelle Festlegungen sind hier naturgemäß nicht möglich. Jedenfalls ist aber im Einzelfall auch ein gewisser Grad an Verwahrlosung hinzunehmen, wenn dies Ausdruck der Individualität des Betreuten ist und nur durch tiefgreifende, unzumutbare Maßnahmen wie z. B. eine Heimunterbringung zu beseitigen wäre."

aus: „Das neue Betreuungsrecht"
Jürgens/Kröger u.a. 1992

Mein Dank gilt meinen ehemaligen Kolleginnen und Kollegen im Altenheim ‚Heilig Geist' in Aachen und den Schüler-Innen am Fachseminar für Altenpflege in Würselen ohne deren Erfahrungen und ohne die Diskussion hierüber diese Arbeit nicht hätte entstehen können.

Inhaltsverzeichnis

Anlagen:

Vorwort

Die Förderung der Selbstbestimmung pflegeabhängiger Menschen ist eines der der Pflege eigenen Zielsetzungen und fest verankert in der beruflichen Ethik der Pflegekräfte. Demgegenüber sind Eingriffe in die Freiheitsrechte von HeimbewohnerInnen, gerade durch Pflegekräfte, immer noch in einer erschreckenden Weise verbreitet.

Wie erklärt sich dieser Widerspruch zwischen postulierter Förderung der Selbstbestimmung durch Pflegekräfte und tatsächlichem Eingriff im Alltag der Pflege?

Manfred Borutta geht als Pflegekraft dieser Frage nach und beschreibt eindrücklich am Beispiel vier nordrhein-westfälischer Heime, in welchem Umfang freiheitsentziehende Maßnahmen zum Alltag der Pflege gehören und wie wenig bewußt vielen Pflegekräften der Gewaltanteil von Pflegehandlungen alltäglich ist.

Das Betreuungsgesetz aus dem Jahr 1991 hat durch seine spezifisch auf Fixierungen und ähnliche unterbringungsähnliche Maßnahmen bezogenen Regelungen freiheitsentziehenden Maßnahmen im Heim zu einer besonderen rechtlichen Relevanz verholfen. Bettgitter müssen genehmigt werden, wenn sie denn notwendig sind, Geristühle ebenso wie mehr Bewegungsfreiheit versprechende Pflegehemden. Ziel des Gesetzgebers war es, das Ausmaß freiheitsentziehender Maßnahmen absenken zu helfen. Manfred Borutta weist nun in seiner kleinen Studie nach, daß die rechtlichen Regelungen des Betreuungsrechts im Alltag der Pflege häufig mißverstanden oder übergangen werden.

Umso verdienstvoller ist es, daß er als Pflegekraft in verständlicher Sprache die rechtlichen Maßstäbe beschreibt, die rechtlichen Maßstäbe für die Praxis handhabbar macht und so für das Selbstbestimmungsrecht der BewohnerInnen in Heimen sensibilisiert.

„Mit einem Bein steht man immer im Gefängnis“, so lautet ein häufig zu hörendes Stöhnen von Pflegekräften. Daß dem nicht so ist, macht Manfred Borutta deutlich in seinen Ausführungen über Aufsichts- und Betreuungspflichten im Heim. Er versucht auf diese Weise, MitarbeiterInnen Ängste zu nehmen und zu verantwortlichem Handeln einzuladen, das auch das Zulassen von Risiken beinhaltet.

Es ist eine Arbeit von einer Pflegekraft für Pflegekräfte über juristische Fragen. Allein dies macht das Buch schon zu einem besonderen Buch.

Thomas Klie, Freiburg

I. Einleitung

Die vorliegende Arbeit wurde im Rahmen einer Fort- und Weiterbildungsmaßnahme für Wohn- und PflegegruppenleiterInnen von mir erstellt.

Die vorgenommene Themenwahl resultiert im wesentlichen aus meiner mehrjährigen Praxis als Altenpfleger auf einer Pflegeetage des Altenheims ‚Heilig Geist' in Aachen, sowie aus meiner Tätigkeit als Unterrichtsaltenpfleger am Fachseminar für Altenpflege in Würselen.

Eigene Erfahrungen im Umgang mit verwirrten alten Menschen im Altenheim spielen hierbei eine ebenso große Rolle wie die Erfahrungen meiner Kollegen und der SchülerInnen am Fachseminar.

Im tagtäglichen Umgang mit verwirrten alten Menschen im Altenheim ‚Heilig Geist' haben wir im Team oft unsere unterschiedlichen Sichtweisen ausgetauscht und ständig nach neuen, individuellen Ansatzweisen in unserer Arbeit gesucht.

Oft jedoch ersetzten wir in der unmittelbaren Arbeit und im Dialog mit den Verwirrten diskursives durch intuitives Handeln.

Das heißt: In Gesprächen und in der alltäglichen Pflegearbeit ließen wir uns häufig eher von einer unmittelbaren Ahnung leiten als von (vorher) durchdachtem und festgelegtem Handeln. Unsere hierbei gemachten Erfahrungen zeigen, daß dies durchaus dem Wohl des Verwirrten als auch dem eigenen Wohlbefinden der Pflegenden dienlich sein kann.

Dennoch stieß dieses oft nicht reflektierte Vorgehen auf Grenzen und war letzendlich stark abhängig von der ethischen Grundeinstellung und dem Menschenbild des Pflegenden.

An Empathie mangelte es uns dabei nicht. Aber auch diese Empathie kann ein Wissen um die Bedeutung der Selbstbestimmung verwirrter alter Menschen und unserer Pflicht zu betreuen nicht ersetzen.

Deshalb hielt ich es für unabdingbar, sich mit den rechtlichen Rahmenbedingungen unserer täglichen Arbeit als AltenpflegerInnen auseinanderzusetzen.

Einen weiteren Anstoß zu dieser Arbeit lieferten die Erfahrungen meiner SchülerInnen während ihres Fachpraktischen Unterrichts (FPU= „Praktikum") in verschiedenen Altenheimen.

Für viele war die dort erlebte Praxis schockierend.

Aus ersten massiv emotional geprägten Reaktionen auf die vorgefundene „Praxis" in vielen Altenheimen entstand bei den SchülerInnen ein wachsendes Interesse an der praktischen aber auch rechtlichen Bedeutung von Fixierungen.

Hierbei stellte ich insbesondere in der Diskussion mit älteren Schüler-Innen (die bereits mehrere Jahre ohne Ausbildung beruftätig waren) eine Suche nach verbindlichen Handlungsmaßstäben fest.

Diese gesuchten Prinzipien sollten – so der ausgesprochene Wunsch dieser SchülerInnen – möglichst regelmäßig und verbindlich anwendbar sein.

Hierdurch entspann sich eine umfangreiche Diskussion über den Sinn und Zweck derartiger Handlungsmaßstäbe.

Durch die Praxisgespräche und die Besuche „vor Ort" lernte ich das „Innenleben" mehrere Einrichtungen kennen. Hierbei spiegelten sich die Schilderungen der SchülerInnen in der Reflexion am Fachseminar praktisch wider.

Oft erlebte ich – auch bei langjährigen Mitarbeitern – ein auf einer massiven Unsicherheit basierendes Handeln im Umgang mit verwirrten alten Heimbewohnern.

Bewohner schienen reihenweise sediert, saßen in Rollstühlen mit Stecktischen und Gurten fixiert. Viele wurden bereits um 16.00 Uhr nachmittags ins Bett gelegt, erhielten dort um 16.30 Uhr ihre letzte Mahlzeit und waren bis zum Morgen ohne Nahrung!

Bettschürzen, Bauchgurte und Bettgitter sind in vielen Altenheimen an der Tagesordnung!

Die Mitarbeiter scheinen im Umgang mit weglaufenden, schreienden, lallenden oder auch apathisch dasitzenden Bewohnern hoffnungslos überfordert.

Für die SchülerInnen im ersten Ausbildungsjahr stellten sich diese Situationen meist als abschreckend dar.

Die meisten hatten sich jedoch nach wenigen Wochen (gezwungenermaßen) „akklimatisiert".

Wenn sie es auch „als nicht richtig empfanden" , es mangelte ihnen – ebenso wie vielen ihrer Kollegen an Wissen um die rechtliche Problematik und an praktischen Handlungsalternativen im Umgang mit Verwirrten.

Aufgrund dieser Erfahrungen habe ich daraufhin das Selbstbestimmungsrecht des verwirrten alten Menschen sowie die Betreuungs- und Aufsichtspflicht der Pflegenden im Unterricht thematisiert.

Insofern soll auch diese Arbeit einen Beitrag zu einer größeren (rechtlichen) Transparenz, aber auch einen Beitrag zu einem anderen Umgang mit verwirrten alten Menschen liefern.

Ich werde dabei im folgenden primär von „Verwirrten", aber auch von „Verrückten" reden, da ich nicht beabsichtige, mit gerontologisch „abgefederten" Begriffen eine oft harte Wirklichkeit sprachwissenschaftlich zu verkleistern!

Allzuoft trägt eine beschönigende Fachsprache einerseits für Außenstehende (und möglicherweise später selbst Betroffene) zur kompletten Verkennung der realen Situation in vielen Heimen bei; andererseits werden hierdurch häufig die schwierigen Bedingungen unter denen die AltenpflegerInnen agieren müssen sprachlich verkleistert. Es werden fachsprachlich Vorstellungen assoziiert, die in der alltäglichen Realität nicht vorzufinden sind.

Alle verwendeten Namen sind frei erfunden!

II. Im Spannungsfeld zwischen Schutzgedanke und Freiheitsanspruch

1. Probleme beim alltäglichen Umgang mit verwirrten alten Menschen

AltenpflegerInnen befinden sich arbeits-täglich in Situationen, die sonst kaum jemand ertragen möchte:

Sie sehen sich alten Menschen „ausgesetzt", die schreien, lallen, einnässen, Essen ausspucken, schlagen, weinen, weggehen wollen oder mit ihrem eigenen Kot spielen.

Sie sehen sich konfrontiert mit sexuellen Belästigungen, Gestank und einer ganzen Reihe unvernünftiger Handlungen.

Dabei sind sie gehalten, diese Verhaltensweisen sieben Stunden täglich (am Wochenende oft bis zu zehn Stunden) zwölf bis vierzehn Tage hintereinander auszuhalten, um dann vielleicht zwei Tage ausspannen zu können.

Verwirrte handeln anders als der Großteil der Menschen. Sie sind aus der uns vertrauten Welt ent-rückt in eine eigene, nicht mit logischem Denken erfaßbare Welt.

Aber: Sie empfinden in der Regel ebenso sensitiv wie die sogenannten normalen Menschen auch!

Feinfühlig spüren sie, ob die Altenpflegerin sie ruppig oder sanft anfaßt; ob sie wütend statt verständig reagiert.

Wenn sie unerwünscht sind, ziehen sie sich zurück. Ein Rückzug aus dem häufig kein Ausweg mehr führt.

Gerade in den ersten Tagen ihres Heimlebens wollen sie „nach Hause gehen".

Verwirrte alte Frauen wollen abends für ihren Mann (der längst verstorben ist) kochen, „weil dieser doch von der Arbeit kommt".

Der 90jährige Bewohner möchte mit der Pflegerin „mal gerne bumsen".

Weil er eh' keinen Raum für sich hat, seine Intimsphäre nicht wahren kann, onaniert er im Drei-Bett-Zimmer, während die Türe offensteht.

Pflegende sind mit diesen Verhaltensweisen und dem Druck, irgendwie handeln zu müssen, alleingelassen und überfordert.

Sie empfinden Ekel oder bestenfalls Ablehnung.

Sie agieren täglich unter dem Zwang, diese und andere Verhaltensweisen nicht zulassen zu dürfen.

In dieser unerträglichen Situation richten sie sich und die Bewohner oft zugrunde.

Ständig müssen sie die Bewohner vor sich selbst und vor ihren Mitbewohnern „schützen".

Überall lauert Gefahr oder – mindestens ebenso erheblich – zusätzliche Arbeit, weil Herr Schmitz sich z. B. selber den Katheter ziehen will und Frau Noppeney im Nachthemd das Haus verlassen möchte.

Die in diesen Konflikten auftretenden (beiderseitigen) Aggressionen scheinen vorprogrammiert und unausweichlich.

2. Der Hang zum normierten und standardisierten Verhalten

Zunächst wird in diesen Situationen belehrt: „Lassen Sie den Katheter los"!

Bald wird gemaßregelt und gedemütigt.

Es entstehen geradezu „pawlowsche Reaktionsweisen", die im Dauerkonflikt mit den Verwirrten erworben wurden:

- Herr Müller verweigert seine Medikamente.

  Reaktion: Sie werden ihm als „Schnaps" angedreht oder dem Pudding beigemischt.

- Frau Schmitz will nach Hause gehen.

  Reaktion: Die Stationstüren werden abgeschlossen oder mit Sitzmöbel verbarrikadiert.

- Daraufhin läuft Frau Schmitz durch alle Zimmer und sucht nach einem Ausweg.

  Reaktion: Sie wird im Zimmer eingesperrt oder am Stuhl gegurtet.

- Herr Kannenbecker schmiert nachts mit seinem Kot.

  Reaktion: Man bindet ihn mit einer Bettschürze fest; Hände obendrauf.

Das Kontrollbedürfnis in bezug auf das Verhalten der Bewohner ist groß.

Ein Verstehen – wollendes Beobachten ist diese Kontrolle jedoch keineswegs!

Aus einem falsch verstandenen Schutzgedanken heraus werden verwirrte Bewohner fixiert und unter psychischem Druck an der Ausübung ihres freien Willens gehindert.

Aber es sind nicht nur diese gravierenden Einwirkungen, die das Leben der verwirrten und das Arbeiten ihrer Betreuer zur Hölle werden lassen.

Alltäglich greifen wir als Pflegende in die Handlungsautonomie Verwirrter ein.

Dies geschieht in der Regel völlig unbewußt und ohne böse Absicht.

Ob wir morgens (oder am Abend vorher) die Kleidungsstücke aus dem Schrank des Bewohners nehmen, um sie ihm anzuziehen, ohne ihn dabei zu fragen, was er eigentlich anziehen möchte.

Ob wir ihn so waschen und rasieren, wie wir es für richtig erachten; das Frühstück nach unseren Vorstellungen zubereiten.

Ob wir Bewohner abends um 19.00 Uhr ins Bett legen.

Ob wir über die Verwendung seines Barbetrags (Taschengeld) entscheiden.

Ständig greifen wir in das Selbstbestimmungsrecht der verwirrten Bewohner ein!

Natürlich ist der verwirrte Bewohner in seiner Selbstbestimmungsfähigkeit eingeschränkt, das Recht zur Selbstbestimmung bleibt ihm dennoch erhalten!

Dabei stößt die Wahrnehmung seines Selbstbestimmungsrechts durch ihn selber natürlich auf Grenzen.

Aber gerade wenn Verwirrte Entscheidungen treffen, die wir selber als unnatürlich, unnormal und nicht nachvollziehbar betrachten; gerade dann kommt es häufig zu den o. g. Konfliktsituationen.

Die Unvernünftigkeit der Handlung wird von den Pflegenden zum Anlaß genommen, ihn vor sich selbst schützen zu wollen.

Dabei treffen Raucher z. B. bei jeder Zigarette, die sie sich anzünden auch eine Entscheidung, die nachweisbar unvernünftig ist und ihre Gesundheit ruinieren kann.

Dennoch geht niemand im Sinne eines wohlgemeinten Selbstschutzes gegen einen Raucher vor.

Das Motiv, dem Verwirrten helfen zu wollen, legitimiert noch lange keine die Freiheit des Betroffenen einschränkende Maßnahme! [1]

Verwirrte sind in ihrer Entscheidungsfähigkeit eingeschränkt.

Häufig können sie die Folgen ihres Handelns nicht abschätzen oder beurteilen.

„Deshalb entscheiden andere ständig, wie weit der Freiheitsspielraum der Betroffenen gehen darf." [2]

Jedoch liegt das Problem nicht in der fehlenden oder eingeschränkten Wahrnehmung der Selbstbestimmung des Verwirrten – sie ist nunmal Realität –, sondern vielmehr in der Frage, wieweit und in welcher Form durch Pflegende in das Leben verwirrter alter Menschen eingegriffen wird.

---

1 Th. Klie: Rechtskunde, 1991, S. 137

2 zitiert nach E. Schützendorf, 1993

Die Führung eines vollwertigen Dialogs, bei dem beide ihre Interessen und Wünsche artikulieren können, ist nicht oder nur bedingt möglich.

„Aus dem Blickwinkel einer kommunikativen Ethik gehen wir dann human miteinander um, wenn wir den anderen als individuelle Persönlichkeit respektieren und seinen Bedürfnisse und Interessen grundsätzlich dieselbe Berechtigung zubilligen wie den unsrigen." [3]

Gerade hier bedeuten Kommunikation und der Umgang mit Verwirrten das (mühselige) Aushandeln von Kompromissen.

„Es gilt die Paradoxie aufzulösen, wie unter ungleichen Bedingungen grundsätzlich Gleichheit und Wechselseitigkeit verwirklicht werden können." [4]

Dies erfordert von Pflegenden, daß sie ihre faktisch vorhandene Macht nicht zur Unterdrückung des verwirrten alten Menschen ausspielen.

Sie müssen, um eine Beziehung vollständiger Wechselseitigkeit aufzubauen, als Anwalt des verwirrten Menschen denken und handeln.

Dies setzt ein Höchstmaß an Reflexionsvermögen voraus, weil von dem verwirrten Bewohner in der Regel keine adäquate Reaktion auf die Handlungen der Pflegenden ausgeht .

Immer wieder müßen wir uns als Pflegende fragen, ob wir einfach über den verwirrten Menschen hinweg entscheiden, oder ob wir versucht sind, uns mit ihm soweit wie möglich auseinanderzusetzen.

AltenpflegerInnen handeln in den o. g. Situation häufig „normiert" und „standardisiert".

Dies bedeutet, daß sie einerseits nach festgelegten Schemen verfahren und andererseits dieses Verhalten fortsetzen und ständig wiederholen.

Im Umgang mit verwirrten alten Menschen führt dies zu einem ausgeprägten Macht-Ohnmacht-Verhältnis.

Es wird nicht mehr hinreichend reflektiert, „schütze ich Frau Schmitz, wenn ich sie daran hindere, das Haus oder die Station zu verlassen, oder beschneide ich ihre Freiheit"?

So stehen AltenpflegerInnen jeden Tag erneut im Spannungsfeld zwischen ihren (eigenen) Schutzgedanken und dem Freiheitsanspruch der verwirrten Bewohner.

Jeden Tag geht es dabei darum, die (eigenen) Grenzen der Betreuung neu zu definieren und festzulegen.

---

[3] ebenda

[4] ebenda

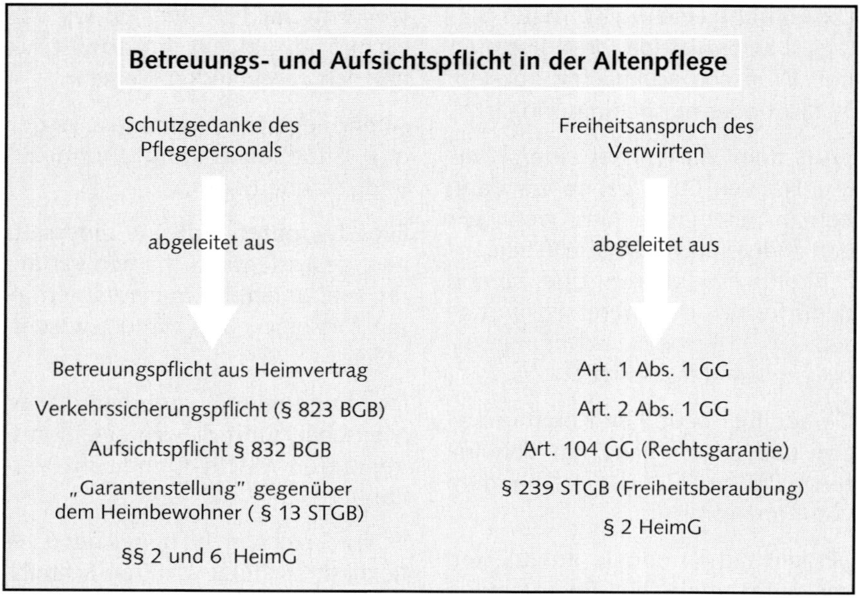

Abbildung 1

III. Zur rechtlichen Situation

1. Zwischen Freiheitsanspruch und Schutzgedanke

Betrachtet man die rechtlichen Grundlagen des Schutzgedankens der Pflegekräfte und des Freiheitsanspruchs der verwirrten Bewohner *(s. Abbildung 1)*, so haben beide ihre juristische Begründung.

Ein Gesetz, welches dieses Verhältnis untereinander regelt, existiert nicht. Aber es existieren eine Reihe von rechtlich-verbindlichen Grundlagen und ebenso – aus der Rechtspraxis – eine Reihe von Urteilen, die sich mit dem Freiheitsrecht verwirrter alter Menschen (im Heim) auseinandersetzen.

Es wäre also falsch, das Tun und Handeln im Heim als rechtsfreien Raum hinzustellen, welcher Sachzwängen und Funktionsbedingungen unterliegt, unter denen eine Wahrung der Freiheitsrechte des verwirrten Bewohners – wenn überhaupt – nur bedingt möglich wäre („Die geben sich doch alle soviel Mühe").

Pflegerische Praxis muß sich auch unter rechtlichen Aspekten in Frage stellen lassen. [5]

Dies gilt umso mehr, als daß bis zu 80 % der derzeitgen (und wohl auch zukünftigen Heimbewohner)

5 Klie, Altenpflege 1983, S. 546

als psychiatrisch behandlungsbedürftig angesehen werden müssen. [6]

Die exakte Kenntnis der Rechte der psychisch kranken Menschen ist Voraussetzung für eine menschenwürdige Pflege.

1.1 Die rechtlichen Grundlagen des Selbstbestimmungsrechts verwirrter Heimbewohner

Das Selbstbestimmungsrecht und der Freiheitsanspruch des verwirrten Heimbewohners lassen sich im wesentlichen aus vier (grund-) rechtlichen Bestimmungen ableiten.

1.) Art. 1 Abs. 1 GG, der lautet:

„Die Würde des Menschen ist unantastbar"

Dieser für alle in der Bundesrepublik lebenden Menschen geltende Grundsatz ist Recht und Verpflichtung zugleich.

Er gibt dem verwirrten Heimbewohner (wie allen anderen Menschen auch) das Recht auf die Wahrung seiner Würde.

Er verpflichtet das Pflegepersonal zur Wahrung dieser Würde.

2.) Art. 2 Abs. 1 GG lautet:

„Jeder hat das Recht auf freie Entfaltung seiner Persönlichkeit, soweit er nicht die Rechte anderer verletzt ..."

Auch der Verwirrte hat und ist eine Persönlichkeit. Niemand hat das Recht, in seine Persönlichkeitsentfaltung einzugreifen, sei sie auch noch so unvernünftig.

Erst die akute Selbstgefährdung oder die Verletzung Rechte Dritter läßt eine Intervention zu.

Was die akute Selbstgefährdung und die Rechte Dritter sind und wieweit im Einzelfall interveniert werden darf, dazu weiter unten.

3.) Art. 104 GG lautet:

„Die Freiheit der Person kann nur aufgrund eines förmlichen Gesetzes und nur unter Beachtung der darin vorgeschriebenen Formen beschränkt werden."

Dies bedeutet für die Pflegenden im Umgang mit verwirrten Heimbewohnern, daß sie nur auf der Grundlage rechtlicher Bestimmungen freiheitseinschränkende und -entziehende Maßnahmen anwenden dürfen.

Das bloße subjektive Schutzbedürfnis reicht hierzu nicht aus!

4.) § 239 StGB behandelt den Tatbestand der Freiheitsberaubung:

„Wer widerrechtlich einen Menschen einsperrt oder auf andere Weise des Geruachs der persönlichen Freiheit beraubt, wird mit Freiheitsstrafen bis zu 5 Jahren oder mit Geldstrafe bestraft."

---

[6] Klie, Rechtskunde 1991, S. 134

Diese Bestimmung macht die Konsequenzen aus einem rechtswidrigen Verhalten auch für Pflegende deutlich.

Neben den strafrechtlichen kommen aber insbesondere auch arbeits- und haftungsrechtliche Folgen in Betracht *(s. Kap. V. Pkt. 5)*.

Insgesamt betrachtet reichen diese genannten Bestimmungen aus, um die Relevanz von freiheitsbeschränkenden oder freiheitsentziehenden Maßnahmen im Umgang mit verwirrten Heimbewohnern deutlich werden zu lassen!

1.2 Die rechtlichen Grundlagen der Aufsichts- und Betreuungspflicht

Auch die Aufsichts- und Betreuungspflicht wird im wesentlichen aus vier Bestimmungen heraus definiert:

1.) § 832 BGB besagt:

Abs. 1:
„Wer kraft Gesetzes zur Führung der Aufsicht über eine Person verpflichtet ist, die wegen Minderjährigkeit oder wegen ihres geistigen oder körperlichen Zustandes der Beaufsichtigung bedarf, ist zum Ersatze des Schadens verpflichtet, den diese Person einem Dritten widerrechtlich zufügt. Die Ersatzpflicht tritt nicht ein, wenn er seiner Aufsichtspflicht genügt oder wenn der Schaden auch bei gehöriger Aufsichtsführung entstanden sein würde."

Abs. 2:
„Die gleiche Verantwortlichkeit trifft denjenigen, welcher die Führung durch Aufsicht durch Vertrag übernimmt."
Während die Aufsichtspflicht nach Abs. 1 u. a. bei der rechtlichen Betreuung auf der Grundlage des neuen Betreuungsrechts für rechtlich bestellte Betreuer von Bedeutung ist, meint Abs. 2 hier u. a. die Situation der Altenpflegekräfte im Altenheim.

Diese haben zwar keinen „Betreuungsvertrag" mit dem verwirrten Bewohner, aber der Bewohner hat selber (oder über den rechtlich bestellten Betreuer) einen Heimvertrag mit dem Heimträger abgeschlossen. Die Pflegekraft hat ihrerseits einen Arbeitsvertrag mit dem Träger abgeschlossen, der ihn zur Wahrnehmung der fachlichen Betreuung und Pflege der im Heim lebenden Bewohner verpflichtet.

„Auch wenn im Heimvertrag dies nicht ausdrücklich geschrieben steht, so wird davon ausgegangen, daß durch den Heimvertrag gegenüber dementiell erkrankten Heimbewohnern eine vertragliche Aufsichtspflicht in Pflegeheimen übernommen wird, wenn der sonstige Inhalt des Vertrags die Übernahme als selbstverständlich erscheinen läßt. Dies ist dann der Fall, wenn sich beispielsweise ein Heimbewohner gerade wegen seiner dementiellen Erkrankung im Heim befindet." [7]

2.) Betreuungspflicht aus dem Heimvertrag

Ebenso wie die Aufsichtspflicht ergibt sich auch eine Pflicht zur Betreuung aus dem Heimvertrag.

Sie ist nicht nur bedeutsamer, sondern begrifflich zutreffender und angemessener als die Aufsichtspflicht.

3.) Verkehrssicherungspflicht

Die Verkehrssicherungspflicht gehört eigentlich nicht in den engeren Kreis der Aufsichts- und Betreuungspflicht. Sie ist aber dennoch Bestandteil der alltäglichen Arbeit von Pflegekräften.

Es gilt dabei der Grundsatz, daß jedermann, der einen Betrieb, eine Einrichtung wie ein Heim oder ähnliches führt, dafür sorgen muß, daß aus dem Betreiben der Einrichtung anderen kein Schaden entstehen kann.

Wer eine Gefahrenquelle schafft oder unterhält, muß Vorkehrungen treffen, die erforderlich und zumutbar sind, um die Gefahren nicht wirksam werden zu lassen.

Wer durch Nichtbeachtung dieser Verpflichtung bewirkt, daß andere zu Schaden kommen, wird als „Verletzer" behandelt und ist zum Schadensersatz verpflichtet. [8]

4.) Die „Garantenstellung" dem Heimbewohner gegenüber

Für das Heim und das Pflegepersonal ergibt sich aus der vertraglichen Pflicht zur Betreuung verwirrter und anderer Heimbewohner die Pflicht, (= Garantenstellung) Schäden für den Bewohner zu verhindern, und dies nicht erst im Unglücksfall. Heim und Pflegekräfte haben in engen Grenzen dafür einzustehen, daß dem Bewohner „nichts passiert". Dafür muß garantiert werden = Garantenstellung!

Wird die gebotene Betreuung schuldhaft nicht gewährt, so können sich das Pflegepersonal und die Leitung ggf. wegen Unterlassens strafbar machen *(vergl. § 13 StGB).* [9]

2. Das Heimgesetz

§ 2 Abs. 1 Nr. 1 des Heimgesetzes (HeimG) verdeutlicht den Schutzzweck dieses Gesetzes.

Die Interessen und Bedürfnisse der Heimbewohner (und der Bewerber für die Aufnahme in ein Heim) sollen „vor Beeinträchtigungen geschützt" werden.

Dabei sind „insbesondere die Selbständigkeit und Selbstverantwortung der Bewohner im Heim zu wahren".

---

7 Klie, Rechtskunde 1991, S. 151ff.; vgl. auch Urteil BGH VersR 84,461

8 im wesentlichen zitiert nach Th. Klie: Rechtskunde, 1991, S. 153

9 im wesentlichen zitiert nach Th. Klie: Rechtskunde, 1991 S. 155

Mit der Novellierung des Heimgesetzes wurde 1990 erstmals die Formulierung „Wahrung der Selbständigkeit und Selbstverantwortung" in § 2 aufgenommen.

Damit wird eine deutliche Abkehr von der bloßen Bewahrung alter Menschen im Heim als rechtliches Ziel vollzogen.

Abgelehnt wurde interessanterweise die im Gesetzesentwurf noch enthaltene Formulierung, „sicherzustellen, daß in Einrichtungen ... das leibliche, seelische und geistige Wohl der Bewohner gewährleistet ist".

Der zuständige Bundestagsausschuß kam nach Anhörung der Trägerverbände zu der Überzeugung, daß dieses Ziel nicht erreichbar sei!

Er folgte dem Antrag der CDU/CSU-Fraktion, statt dessen die Formulierung „Interessen und Bedürfnisse der Bewohner zu schützen" in den Gesetzestext aufzunehmen.

Das HeimG schützt die Interessen und Bedürfnisse aller Bewohner (und Bewerber); ob Selbstzahler oder Sozialhilfebezieher.

Dabei sind die Grundbedürfnisse auch unter den Rahmenbedingungen des Heimlebens zu realisieren.

Goberg zählt zu den Grundbedürfnissen, die gem. § 2 HeimG zu wahren und zu verwirklichen sind:

- physiologische Bedürfnisse,
- Bedürfnis nach Sicherheit,
- Bedürfnis nach Liebe und Zuneigung,
- Bedürfnis nach Achtung, Ansehen und Geltung,
- Bedürfnis nach Selbstverwirklichung.

Unübliche Bedürfnisse eines Bewohners sind ebenfalls von § 2 HeimG geschützt, „soweit nicht Bedürfnisse anderer Bewohner beeinträchtigt sind." [10]

Wie dieser Interessenskonflikt zu lösen ist, wann Bedürfnisse anderer Bewohner (beispielhaft) beeinträchtigt sind, läßt Goberg in seinem Kommentar an dieser Stelle offen.

Selbständigkeit und Selbstverantwortung sind elementar mit den Interessen und Bedürfnissen der Heimbewohner verbunden.

IV. Inhalt und Bedeutung des Selbstbestimmungsrechts verwirrter alter Menschen

1. Das Selbstbestimmungsrecht in der Praxis der Altenheime

Wie bereits in Kap. III. ausgeführt, ist das Selbstbestimmungsrecht des verwirrten alten Menschen grund-, straf- und heimrechtlich geschützt.

[10] Goberg, Kommentar zum HeimG § 2 Rz. 8, 1991

Dennoch kommt es in der Praxis regelmäßig zu den in Kap. II. geschilderten Eingriffen in dieses elementare Recht des einzelnen Heimbewohners.

Dies liegt u. a. an der verbreiteten Unwissenheit der Pflegekräfte über die Bedeutung dieses Individualrechts des Heimbewohners; aber ebenso an der tagtäglichen (häufig daraus resultierenden) Überforderung der AltenpflegerInnen.

In der Praxis stößt die Realisierung des Selbstbestimmungsrechts verwirrter alter Menschen auf Schwierigkeiten.

Pflegekräfte aber auch Angehörige und Ärzte entscheiden ständig, wie weit der Freiraum des Verwirrten gehen darf. Sie greifen mit ständiger Regelmäßigkeit in die Selbstbestimmung verwirrter alter Menschen ein.

Diese Eingriffe geschehen häufig unreflektiert und oft ohne böse Absicht.

Es wird jedoch dabei übersehen, daß sich jeder objektiv notwendig erscheinende Eingriff an einer „ultima ratio" zu orientieren hat *(vergl. Kap. V.).*

Zunächst hat sich jeder Eingriff in die Handlungsautonomie des Verwirrten am Willen des Betreffenden und an den Folgen des Eingriffs zu orientieren. Bei notwendigen freiheitsbeschränkenden Maßnahmen ist immer das Mittel zu wählen, das die Freiheit des Betroffenen am geringsten beeinträchtigt.

Beispiel 1:
Ein Bewohner, der nachts im Schlafanzug das Haus verlassen will, darf deswegen nicht in sein Zimmer eingeschloßen werden.

Vielmehr hat die Pflegekraft zunächst nach anderen geeigneten Möglichkeiten zu suchen.

Die Tatsache, daß die Entscheidungsfähigkeit des verwirrten oder ver-rückten Heimbewohners eingeschränkt ist, bedeutet noch lange nicht, daß damit auch sein Selbstbestimmungsrecht eingeschränkt werden darf!

Beispiel 2:
Frau Meyer, die seit fünf Wochen im Heim wohnt, will laut Aussage der Pflegekräfte ständig weglaufen.

Tatsächlich will Frau Meyer nicht „weglaufen", sondern lediglich nach Hause zurück in ihre Wohnung gehen.

Es ist ihr gutes Recht, nach Hause zu gehen. Es sei denn, Frau Meyer steht unter Betreuung *(gem. §1896 BGB)* mit dem Wirkungskreis „Aufenthaltsbestimmung".

Aber selbst dann bedarf es – um das sogenannte „Weglaufen" zu unterbinden – eines Einwillungungsvorbehalts, der die Willenserklärung oder Handlung des Verwirrten erst mit Einwilligung des rechtlichen Betreuers möglich macht.

Soll der Betreute gegen seinen Willen an einem Ort dauerhaft festgehalten werden, so handelt es sich dabei um eine Unterbringung oder unterbringungsähnliche Maßnahme, für die eine gesonderte Genehmigung des Vormundschaftsgerichts erforderlich ist.

Aufgabe des Betreuers ist es, die Rechte des Verwirrten zu sichern, nicht sie einzugrenzen!

Grundsätzlich ist das Selbstbestimmungsrecht des verwirrten alten Menschen das überragende oder vorrangige Recht.

Sogenannte „unvernünftige Entscheidungen" sind dabei zu respektieren.

(Über die rechtliche Möglichkeit der Einschränkung des Selbstbestimmungsrechts s. Kap. VIII)

Nur in Fällen akuter (also keineswegs bei „möglicher") Gefahr muß die Pflegekraft einschreiten.

Das Recht auf Freiheit sichert jedem Menschen die körperliche Bewegungsfreiheit zu und schützt diese vor Beeinträchtigungen.

Jeder Mensch – auch der Verwirrte – darf einen beliebigen Ort aufsuchen und sich dort aufhalten.

Einschränkungen sind nur auf der Grundlage eines Gesetzes möglich *(vergl. Art 2 Abs. 2 GG).*

Darüber hinaus ist daß subjektive Recht auf Freiheit und freie Entfaltung der Persönlichkeit auch als objektives Recht von Bedeutung.

Alle (allgemeingültigen) Gesetze, Urteile und das gesamte Verwaltungshandeln müssen mit dem Grundgesetz in Übereinstimmung stehen!

Auf die Wahrung des objektiven Freiheitsrechts hat natürlich auch der verwirrte Heimbewohner einen Anspruch.

Beispiel 3:
Im Altenheim St. A. erhalten alle Bewohner der Pflegestufen I und II ihren monatlichen Barbetrag persönlich ausgehändigt.

Die Verwaltungsmitarbeiterin bringt diesen Anfang des Monats zu jedem Bewohner und übergibt ihn persönlich.

Die Bewohner der Pflegestufe III erhalten ihren Barbetrag nicht. Die Verwaltungsmitarbeiterin entscheidet nach Rücksprache mit den Stationsleitern über dessen Verwendung.

Für ein solches Handeln gibt es keine rechtliche Grundlage. Es sei denn, sämtliche hiervon betroffenen Bewohner (der Pflegestufe III) stehen unter Betreuung mit dem Wirkungskreis „Vermögenssorge" und alle zuständigen Betreuer hätten sich – ebenso wie die Betreuten – mit dem o. g. Verfahren einverstanden erklärt.

Das gleiche gilt im übrigen auch z. B. in bezug auf die Wahrung des Post- und Briefgeheimnisses.

Das Pflegepersonal darf Briefe, die an den Bewohner persönlich adressiert sind, nur mit Einwilligung des Bewohners öffnen *(zum Begriff der „Einwilligung" s. Kap. VIII.).*

Anhand dieser Beispiele wird deutlich, wie die verfassungsrechtlich garantierten Freiheitsrechte verwirrter Heimbewohner im kleineren und im größeren Umfang beeinträchtigt werden.

Das fürsorgliche Motiv „doch nur helfen zu wollen" legitimiert die Pflegekräfte jedoch nicht dazu, diese Freiheits- und Selbstbestimmungsrechte des verwirrten alten Menschen einzuschränken!

Die Einschränkung darf nur auf rechtlich abgesicherter Grundlage erfolgen.

Damit entsteht ein Spannungsfeld:

Zum einen bedeutet die Zurückhaltung mit pflegerischen und betreuerischen Maßnahmen (z. B. wenn der verwirrte Bewohner eben diese ablehnt), daß der Bewohner in eine Situation hineingeraten kann, die ein „Leben in Würde" *(gem. Art. 1 GG)* nicht mehr zuläßt.

Andererseits bedeutet der Eingriff in die Lebensautonomie des Verwirrten häufig auch Vertrauensverlust für den Betroffenen und die Pflegekraft.

Der Verwirrte mißtraut der Altenpflegerin ob ihrer tatsächlichen Absichten. Die Altenpflegerin mißtraut dem verwirrten Heimbewohner ob dessen Handlungs- und Entscheidungsfähigkeit.

Deshalb dürfen derartige Eingriffe einerseits nur mit Einwilligung oder aufgrund rechtlicher Befugnisse erfolgen; andererseits müßen sich Pflegekräfte jedesmal darüber im klaren sein, daß auch die Beziehungsebene zwischen ihnen und dem verwirrten Heimbewohner – mehr oder weniger dauerhaft – massiv gestört sein wird, wenn unreflektiert in die Handlungsautonomie des Verwirrten eingegriffen wird.

2. Die rechtliche Relevanz der Einschränkung des Selbstbestimmungsrechts

Zu differenzieren ist zwischen drei (rechtlichen) Begriffen, die häufig nicht unterschieden werden.

Wie in Kap. III. Pkt. 1.1 dargelegt, steht der Tatbestand der *Freiheitsberaubung* unter Freiheits- oder Geldstrafe *(§ 239 StGB).*

Dabei bedarf es nicht unbedingt einer Gewaltanwendung. Auch psychischer Druck oder List (z. B. Trickschlösser) lassen auf eine Freiheitsberaubung schließen.

§ 239 StGB schützt insofern die Bewegungsfreiheit des einzelnen; und zwar nicht nur die tatsächliche sondern ebenso die mögliche Bewegungsfreiheit!

Es kommt nicht darauf an, ob der Betreffende sich fortbewegen will, sondern allein darauf, ob ihm die Möglichkeit genommen wird, dies zu tun. [11]

Eine Freiheitsberaubung kann auch dann vorliegen, wenn der verwirrte Heimbewohner auch nur vorübergehend widerrechtlich (z. B. durch Wegnahme seiner Kleider und Schuhe) daran gehindert wird, seinen Aufenthaltsort frei zu wählen.

Freiheitsentziehung ist jeder Eingriff in die Freiheit eines (verwirrten) Menschen von erheblicher Bedeutung.

Von Freiheitsentziehung wird gesprochen, wenn der verwirrte Bewohner sich zwar auf einer Station oder Etage aufhalten „darf", aber dauernd oder regelmäßig daran gehindert wird, diesen Raum zu verlassen.

Das gleiche gilt auch, wenn der Bewohner ständig in seinem Tun und Handeln überwacht wird (nicht gemeint ist hier die Beobachtung im Rahmen der fachgerechten Betreuung und Pflege).

Unabhängig, ob dies im Einzelfall den strafrechtlichen Tatbestand der Freiheitsberaubung erfüllt, ist bei Freiheitsentziehung immer ein richterlicher Beschluß über deren Zulässigkeit notwendig.

Eine *Freiheitsbeschränkung* liegt bei einem einmaligen Eingriff in die Freiheitsrechte des Betreffenden vor. Dies ist z. B. beim rechtfertigenden Notstand *(gem. § 34 StGB)* der Fall *(vergl. Kap. VIII. Pkt. 2).*

Wenn dieser Eingriff im Einzelfall allerdings nicht gerchtfertigt ist, kann es sich dennoch um eine strafbare Freiheitsberaubung handeln.

Deshalb ist vor jedem Eingriff in die Freiheits- und Selbstbestimmungsrechte verwirrter alter Menschen im Altenheim prinzipiell abzuwägen zwischen der Schutz-Notwendigkeit und dem Freiheitsanspruch des Bewohners.

Bei freiheitsbeschränkenden Maßnahmen, die nach Abwägung aller relevanter Faktoren angewendet werden (müssen), sind immer diejenigen anzuwenden, die die Freiheit des Betroffenen am geringsten beeinträchtigt.

[11] Klie, Rechtskunde 1991, S. 139

V. Inhalt und Bedeutung der Aufsichts-, Verkehrssicherungs- und Betreuungspflicht

1. Die Aufsichtspflicht des Pflegepersonals

Die Aufsichtspflicht im Altenheim beinhaltet zunächst einmal das Angebot der – vertraglich geschuldeten – fachgerechten Betreuung und Pflege!

Damit haben die Pflegekräfte keinen Entscheidungsspielraum hinsichtlich der möglichen Frage, ob sie ein „Angebot" unterbreiten oder nicht. Vielmehr sind sie dazu verpflichtet, fachgerechte Betreuung und Pflege anzubieten und diese zu gewährleisten.

Vertraglich geschuldet ist dieses Angebot aus dem Heimvertrag heraus, den der Bewohner mit dem Altenheimträger abgeschloßen hat.

Die Pflegekraft ihrerseits hat einen Arbeitsvertrag mit dem gleichen Träger abgeschlossen, indem sie sich verpflichtet, die durch den Heimvertrag zu gewährende Pflege und Betreuung zu erbringen.

Fachgerechte Betreuung und Pflege heißt vor allem: sich an den Bedürfnissen und Eigenarten der BewohnerIn zu orientieren und damit zur Erlangung größtmöglicher Selbstständigkeit beizutragen!

(Alten-)Pflege ist ein Prozeß und nichts Statisches! Dies erfordert eine ständig neue Auseinandersetzung mit den Bedürfnissen der Bewohner eines Altenheims und den Patienten einer Sozialstation; aber ebenso mit dem jeweils neuesten Erkenntnisstand in der Pflege.

Es ist nach bestem Wissen und Können vorzugehen, wobei dieses Wissen und Können regelmäßig durch Fortbildung zu erneuern und ggf. zu erweitern ist.

Die Wahrnehmung der Aufsichtspflicht der Pflegekräfte soll die BewohnerIn im Extremfall von einer aktuell drohenden, erheblichen Gefährdung Dritter abhalten.

D. h.: Zwang und sonstige Maßnahmen gegen den Bewohner oder ohne seine Einwilligung dürfen nur in diesen Extremfällen angewendet werden!

Die zur Diskussion stehende Gefährdung im Rahmen der Aufsichtspflicht bezieht sich auf eine Gefährdung Dritter; also andere Bewohner, Angehörige, Mitarbeiter u. a. Personen. [12]

Diese Gefährdung Dritter muß aktuell drohend sein.

Das bedeutet, die bloße Möglichkeit einer Gefährdung legitimiert kein gegen den Willen des Bewohners gerichtetes Eingreifen der Pflegekraft.

---

[12] andere Auffassung: s. S. Gastiger, 1988, S. 23

Nicht die latente Möglichkeit einer Gefährdung Dritter durch den Bewohner ist ausreichend und rechtfertigt ein Einschreiten oder hier besser: eine gegen den Willen des Betroffenen gerichtete „Vorbeugung" (z. B. Einschließen), sondern ausschließlich die aktuell vorhandene Gefahr, die jetzt im Moment erkennbar wirksam wird.

Beispiel 4:
Die unter Demenz leidende Frau P. verläßt häufig das Heim, in dem sie derzeit wohnt. Sie findet sich in der Ortschaft nicht zurecht und wird daher häufiger von der Polizei zurückgebracht. Bisher war ihr bei ihren Ausflügen weder etwas passiert, noch hatte sie anderen einen Schaden zugefügt.

Am Montag, den 12.04.93, verläßt sie wiederum das Heim und geht bei „Rot" über eine Straße. Ein PKW-Fahrer sieht Frau P. zu spät und kann nur noch ausweichen, wobei er einen anderen PKW rammt und beschädigt.

Hat das Pflegepersonal seine Aufsichtspflicht verletzt?

Antwort: Nein!

Es konnte aufgrund der bisherigen Erfahrungen und Beobachtungen davon ausgehen, daß Frau P. keinen größeren Schaden verursacht.

Der PKW-Fahrer hat jedoch möglicherweise die Straßenverkehrsordnung *(StVO, § 3 Abs. 2a)* verletzt *(s. Pkt. 2).*

Die Aufsichtspflicht ist kein Recht zur ständigen Verwahrung älterer dementer Menschen!

Desweiteren muß das Pflegepersonal nicht ständig neben einer BewohnerIn stehen.

Vielmehr ist im Einzelfall darauf abzustellen, ob die Pflegekraft eine fundierte nachvollziehbare Abwägung zwischen dem Selbstbestimmungsrecht der BewohnerIn und der anzuwendenden und zumutbaren Aufsicht vorgenommen hat.

Weiterhin muß die Gefährdung erheblich sein.

Eine bloße Drohung stellt noch keine Gefährdung dar!

Auch hierbei kommt es im wesentlichen auf die bislang gemachten Beobachtungen und Erfahrungen an.

Hat der angetrunkene Bewohner schonmal versucht, jemanden anzugreifen, oder hat er sich erfahrungsgemäß im angetrunkenen Zustand weitestgehend ruhig verhalten?

Auch die Verhältnismäßigkeit der anzuwendenden Mittel spielt eine große Rolle im Rahmen der Aufsichts- und der Betreuungspflicht.

Von der „ultima ratio" ist auszugehen, wenn in Einzelfällen freiheitsbeschränkende Maßnahmen im Rahmen der Aufsichtspflicht angewendet werden müssen. Es ist immer das Mittel zu ergreifen, welches die Freiheit des Betroffenen am geringsten einschränkt!

Ein nachts umherirrender Bewohner darf nicht ans Bett angegurtet oder eingesperrt werden.

Die Pflegekraft hat zunächst andere (geeignetere) Maßnahmen anzuwenden und auszuprobieren und diese auch genau zu dokumentieren.

2. Die Verkehrssicherungspflicht

Bevor wir uns der Betreuungspflicht des Pflegepersonals widmen, muß an dieser Stelle zunächst kurz auf die Verkehrssicherungspflicht innerhalb und außerhalb eines Altenheimes eingegangen werden.

Hierbei treffen wir auf einen oft weitverbreiteten Irrtum, wenn es, wie in Beispiel 4 aufgezeigt, um die Verkehrssicherungspflicht außerhalb von Einrichtungen geht:

Nicht der motorisierte Verkehrsteilnehmer hat Vorrang, sondern der besonders zu Schützende.

Hierzu zählen § 3 Abs. 2a StVO insbesondere Kinder, Hilfsbedürftige und auch ältere Menschen.

Alle Verkehrsteilnehmer sind gehalten, insbesondere durch gesteigerte Bremsbereitschaft und verminderte Geschwindigkeit sowie durch gesteigerte Beobachtung, eine Gefährdung dieser Verkehrsteilnehmer-Gruppen auszuschließen.

In Unkenntnis dieser Bestimmung verweigern viele Pflegekräfte ihren ihnen anvertrauten verwirrten Heimbewohnern das Verlassen des Hauses.

Auch die (meist unbegründete) Angst, wer kommt für einen „möglichen" Schaden auf, spielt hierbei eine nicht zu unterschätzende Rolle.

Auch hier gilt die Regel: Die bislang gemachten Erfahrungen und Beobachtungen sowie deren Dokumentation sind im Streitfall von entscheidender Bedeutung.

Wo allerdings das Sammeln von Erfahrungen erst gar nicht zugelassen wird, indem die verwirrten Bewohner „fürsorglich" daran gehindert werden das Haus zu verlassen, da können auch keine Rechte verwirrter Bewohner realisiert und Dritten (z. B anderen Verkehrsteilnehmern) gegenüber durchgesetzt werden.

In der Rechtssprechung sind allerdings auch schon Heime gerichtlich zur Verantwortung gezogen worden, weil sie keine Vorkehrungen getroffen haben, stark desorientierte Heimbewohner an der Überquerung einer Straße zu hindern. [13]

Th. Klie meint hierzu: „Es bleibt bei der vorrangigen Verantwortung der Verkehrsteilnehmer, Gefährdungen für ältere Menschen auszuschließen, *§ 3 Abs. 2a StVO.*" [14]

Innerhalb der Einrichtungen hat jedes Heim seinen Arbeitsablauf so zu organisieren, daß die Bewohner

---

[13] vgl. OLG Celle, NJW 61, 223

[14] Th. Klie: Rechtskunde, 1991, S. 154

(aber auch die Mitarbeiter) möglichst nicht zu Schaden kommen.

Das Schadensersatzrecht fordert Altenheim-Betreiber dazu auf, dafür Sorge zu tragen, daß aus dem Unterhalten und Betreiben der Einrichtung anderen (also insbesondere den Heimbewohnern) kein Schaden entsteht.

Auch dies macht deutlich, daß die Bedürfnisse der Bewohner und nicht ein möglichst reibungsloser Tagesablauf (auch rechtlich betrachtet) im Vordergrund stehen!

So haben Putzdienste sich z. B. dem Tagesablauf der Bewohner anzupassen. Sie müßen bei ihrer Arbeit (gemeinsam mit dem Pflegepersonal) dafür sorgen, daß die Bewohner (z. B. durch eingeseifte Fußböden) nicht zu Schaden kommen.

3. Die Betreuungspflicht der Pflegekräfte

Von der Wahrnehmung der Aufgaben und vom alltäglichen Umgang mit alten verwirrten Menschen her ist der Begriff der Betreuungspflicht nicht nur zutreffender, sondern auch vorrangig von Bedeutung für Pflegekräfte.

Pflegekräfte handeln im Alten(pflege)heim als Erfüllungsgehilfen im Sinne des Haftungsrechts.

Der Heimträger schuldet dem Bewohner aufgrund des Heimvertrags fachgerechte Pflege und Betreuung. Der Heimträger haftet dem Bewohner deshalb für das Verschulden der von ihm eingesetzten Pflegekraft (§ 278 BGB).

So muß das Heim z. B. im unterlegenen Rechtsstreit für Krankenhausbehandlungskosten aufkommen (Schadensersatz).

Das Fehlverhalten einer Pflegekraft (z. B. das unbeaufsichtigte Hinausgleiten des Bewohners aus einem Badelifter mit den entsprechenden Folgen) kann aber für diese in Folge der Inanspruchnahme der Heimleitung durch den Bewohner arbeitsrechtliche Konsequenzen (Abmahnung, Kündigung) nach sich ziehen.

Der Inhalt der Betreuungspflicht ist in gewisser Weise vergleichbar dem Inhalt der Aufsichtspflicht: Das Angebot fachgerechter Betreuung und Pflege ist durch die Pflegekräfte zu erbringen!

Wie in Kap. III, Pkt. 1.2 dargelegt, gilt die Pflicht zur Betreuung durch Pflegekräfte insbesondere bei (verwirrten) Bewohnern, die wegen ihrer Demenz im Heim leben. Einer diesbezüglichen Festschreibung im Heimvertrag bedarf es nicht, vielmehr ist diese faktische Voraussetzung ausreichend, um eine Verpflichtung des Pflegepersonals zur Betreuung rechtlich zu begründen.

Im Gegensatz zur Aufsichtspflicht bezieht sich der Schutzgedanke der Betreuungspflicht vorrangig darauf, den Bewohner vor Schäden zu schützen, die er sich selbst zufügt.

Beispiel 5:
Frau L. sammelt im Speisesaal des Altenheims B. regelmäßig eigene und die Essensreste anderer Bewohner und verstaut diese in ihrer Nachtkommode. Teilweise schimmeln diese Lebensmittel schon.

Im Rahmen der Betreuungspflicht gilt auch hier wieder das Prinzip der „ultima ratio", d. h.: das Personal ist weder dazu verpflichtet noch dazu berechtigt, Frau L. regelmäßig diese Lebensmittel abzunehmen.

Vielmehr haben die Pflegemitarbeiter zunächst Frau L. auf die mögliche Selbstgefährdung durch die Einnahme der verschimmelten Lebensmittel hinzuweisen.

Erst wenn diese oder andere Maßnahmen (z. B. Zwischenmahlzeiten anbieten) nicht fruchten, hat das Pflegepersonal das Recht, die Lebensmittel aus der Schublade zu entfernen, wobei es dabei Frau L. auf die Beseitigung der Lebensmittel hinzuweisen hat und dies ggf. zu begründen hat.

Das Sammeln von Lebensmitteln darf aber auch in einem solchen Fall nicht prinzipiell untersagt werden.

Es obliegt der Selbstbestimmung der Bewohnerin, was und wo sie sammelt.

Lediglich die aktuell drohende Selbstgefährdnung (oder hier auch die aktuell drohende Fremdgefährdung) dürfen das Personal dazu veranlassen, einzuschreiten.

Es ist aber jeweils abzuwägen einerseits zwischen dem Selbstbestimmungsrecht der Bewohnerin und der hieraus resultierenden gesundheitlichen Gefährdung und andererseits – sollte ein Einschreiten unumgänglich sein: welche Maßnahme ergriffen wird, um diese Gefährdung auszuschließen. Hierbei gilt – ebenso wie bei der Aufsichtspflicht:

Es ist jeweils die Maßnahme anzuwenden, die die Freiheit und das Selbstbestimmungsrecht des Betroffenen am geringsten einschränkt!

Auch die Betreuungspflicht stellt kein Recht zur ständigen Bewahrung oder ständigen Aufsicht dar!

Freiheitsbeschränkende Maßnahmen sind von daher nur in engen Grenzen (erkennbare Selbstgefährdung) und in Notfällen zulässig.

Das Altenheim und mit ihm die Mitarbeiter haben keine hoheitlichen Machtbefugnisse (über die z. B. die Psychiatrischen Einrichtungen des Landes Berlin *gem. § 10 Abs. 2* PsychKGBln „beliehen" verfügen).

Im Rahmen der Betreuungspflicht haben die Mitarbeiter eines Altenheims bei ihrer Arbeit, die nötige Sorgfalt walten zu lassen.

Beispiel 6:
Herr M. verläßt im Winter im Schlafanzug das Haus. Die Altenpflegerin H. sieht dies, greift aber nicht ein.

Ein solches Verhalten stellt eine klare Verletzung der Betreuungspflicht dar *(vergl. Pkt. 5)*, weil die fachlich gebotene Intervention erst gar nicht versucht wurde.

Auch spielt die Delegation von Aufgaben an hierzu nicht geeignete Mitarbeiter im Rahmen der Betreuungspflicht eine nicht zu unterschätzende Rolle.

Beispiel 7:
Die Altenpflegerin D. beauftragt den Zivildienstleistenden K. mit der Durchführung einer Dekubitusbehandlung bei Frau R., welche dieser bislang weder beobachtet noch selbständig durchgeführt hat.

Auch an diesem Beispiel wird deutlich, daß insbesondere das examinierte Personal eigenverantwortlich handelt. Die Delegation dieser Eigenverantwortung bei der Durchführung von Verordnungen auf hierzu nicht hinreichend qualifiziertes Personal ist nicht möglich.

Das Heim hat im Zusammenhang mit der wahrzunehmenden Betreuungspflicht eine – vertraglich abgesicherte – Garantenstellung gegenüber dem Heimbewohner übernommen.

Es hat dadurch Schäden für den Bewohner zu verhindern.

Bei schuldhafter Nichtgewährung der gebotenen Betreuung können sich das Personal und die Heimleitung strafbar machen *(vergl. Pkt.5)*.

4. Grenzen der Aufsichts- und Betreuungspflicht

Die Wahrnehmung der Aufsichts- und Betreuungspflicht durch das Pflegepersonal ist natürlich auch, wie bereits oben ausgeführt, Grenzen unterworfen.

Eine ständige Beaufsichtigung einzelner Bewohner ist – auch angesichts der Personalsituation in den Heimen – schier undenkbar.

Daraus darf nun jedoch nicht der Fehlschluß gezogen werden, daß deshalb eine ständige Bewahrung und Fixierung das „sicherste Mittel" zur Vermeidung von Schäden sei.

Die Interventionsmöglichkeit in das Selbstbestimmungsrecht des Bewohners beschränkt sich situativ auf die angesprochene aktuell drohende und erhebliche Selbst- oder Fremdgefährdung!

Bei einer konkreten Gefährdung dürfen daher Pflegende auch gegen (oder ohne) den Willen des verwirrten Bewohners eingreifen.

Hierbei geht es schlicht und ergreifend um eine Abwägung gefährdeter zu verletzender Rechtsgüter.

Bei einer entsprechenden Intervention ist das Selbstbestimmungsrecht des Bewohners gefährdet. Wird jedoch in einer wie in Beispiel 6 geschilderten Situation nicht eingegriffen, wird (durch den Bewohner) seine eigene oder die Gesundheit und Unversehrtheit des Dritten verletzt.

Außerhalb des rechtfertigenden Notstands (§ 34 StGB) gibt es keine rechtliche Bestimmungen in Form von Gesetzen oder Verordnungen, die diese Abwägung verbindlich regeln.

Sie sind auch angesichts der Vielfältigkeit der Situtionen, in denen diese Problematik auftreten kann, schwer realisierbar und bei einer fachgerechten Wahrnehmung von Pflegeaufgaben auch entbehrlich.

Die Pflegekraft hat jeweils im Einzelfall eine verantwortliche Abwägung zwischen ihrer Betreuungspflicht und dem Selbstbestimmungsrecht des Bewohners vorzunehmen.

Allzuoft wird jedoch diese Abwägung nicht vorgenommen, sondern intuitiv entschieden, was richtig und was falsch ist.

Bei einer durchdachten, auch vorher schon überlegten und anhand der gemachten Erfahrungen reflektierten Abwägung kann ein Vorwurf, sorglos gehandelt zu haben, nicht gemacht werden.

Die Dokumentation der Entscheidung, aber noch wichtiger der Entscheidungsfindung ist hierbei (insbesondere wenn es zu gerichtlichen Auseinandersetzungen kommen sollte) von entscheidender Bedeutung.

Also abschließend noch einmal:

Von niemanden wird erwartet, daß er ständig neben einem verwirrten Heimbewohner herläuft und dessen Handlungen kontrolliert.

Eine gesteigerte Beobachtung im Umgang mit Verwirrten ist allerdings Ausdruck der fachlichen Betreuung und Pflege in der Altenpflege.

Im Einzelfall ist abzuwägen und dann zu entscheiden. Beides: Abwägung und Entscheidung sowie das kausale Verhalten des Bewohners sind zu dokumentieren!

5. Verletzung der Aufsichts- und Betreuungspflicht

Wird die gebotene Betreuung schuldhaft nicht gewährt, so können sich Pflegepersonal und Heimleitung unter Umständen wegen Unterlassens strafbar machen *(§ 13 StGB)*.

Ebenso können unabhängig von der strafrechtlichen Verfolgung zivilrechtliche und für die Mitarbeiter arbeitsrechtliche Konsequenzen die Folge eines vorwerfbar sorglosen Umgangs mit verwirrten alten Menschen sein (*vgl. hierzu Abbildung 2*).

Dabei sind die Haftungsanforderungen nicht zu überspannen:

Es kann nicht Ziel der Aufsichts- und Betreuungspflicht im Altenheim sein, Bewohner ständig zu isolieren, um eine Gefährdung von Mitbewohnern, Verkehrsteilnehmern u. a. auszuschließen!

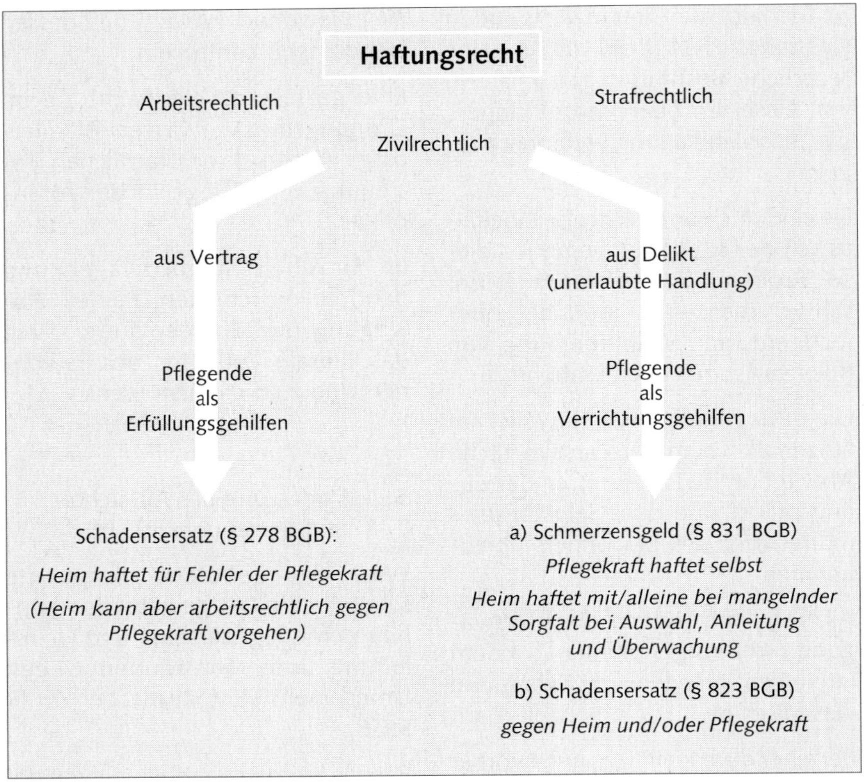

Abbildung 2

Dies wäre nicht nur unmenschlich, sondern widerspricht allen gerontologischen Erkenntnissen.

Dennoch bleibt die in Pkt. 4 erwähnte Abwägung unersetzbar im Umgang mit z. B. aggressiven Verwirrten.

Bei nicht nur grob-fahrlässigem, sondern schuldhaftem oder gar vorsetzlichem Handeln kann die arbeitsrechtliche Konsequenz die Kündigung des Mitarbeiters bedeuten.

Mögliche weitere arbeitsrechtliche Konsequenzen können die Versetzung und gehaltsmäßige Rückstufung sein.

Darüber hinaus kann der Bewohner (oder sein Angehöriger) zunächst entscheiden, wen er vorrangig in Haftung nehmen will: die Heimleitung, den Träger oder den einzelnen Mitarbeiter.

Zu beachten ist, daß die Fürsorgepflicht des Arbeitgebers es nicht zuläßt, daß der Arbeitnehmer mit

Schäden und Ersatzansprüchen (Schmerzensgeld) belastet wird, die sich aus der besonderen Gefahr und Eigenart der übertragenen Arbeit ergeben und so zum Betriebsrisiko des Arbeitgebers gehören. [15]

Die Betreuung psychisch veränderter alter Menschen im Alten-(pflege)heim ist in der Regel als „gefahr-geneigt" einzustufen, das gilt insbesondere bei unzureichender Personalsituation, wofür die einzelne Pflegekraft nicht verantwortlich gemacht werden kann. [16]

Was eine „gefahr-geneigte" Tätigkeit darstellt, hängt jeweils vom Einzelfall ab.

Liegt eine „gefahr-geneigte" Tätigkeit vor, so hängt es weiterhin vom Handeln des Mitarbeiters ab, ob der Schaden allein vom Arbeitgeber zu übernehmen ist.

Selbst wenn der Bewohner seinen haftungsrechtlichen Anspruch längst gegenüber dem Heim oder den Mitarbeitern durchgesetzt hat, kann sich die Staatsanwaltschaft zusätzlich einschalten.

Die Vorschriften insbesondere des Strafgesetzbuches, aber auch anderer Gesetze, stellen bestimmte Verhaltensweisen (z. B. Körperverletzung, Freiheitsberaubung) unter Strafe.

D. h. ein einzelner Mitarbeiter kann sowohl arbeits- als auch zivil- und strafrechtlich für sein Fehlverhalten (z. B. manglende Sorgfalt und Abwägung) in Anspruch genommen werden.

Es empfiehlt sich deshalb, beim Heimträger nachzufragen, für welche Bereiche eine Betriebshaftversicherung für die Arbeitnehmer besteht.

Dabei ist konkret zu erfragen, ob

- grob fahrlässiges Handeln versichert ist,
- für das Abhandenkommen der von Bewohnern und Besuchern eingebrachten Gegenstände Versicherungsschutz besteht,
- für Schäden, die sich MitarbeiterInnen untereinander zufügen Versicherungsschutz besteht,

oder ob der Arbeitnehmer eine eigenen Berufshaftversicherung (zusätzlich) abschließen muß. Hierbei geben die Berufsverbände und Gewerkschaften in der Regel sachdienliche Auskunft.

Generell macht es wenig Sinn, Pflegekräften mit der Fuchtel des Straf- und Haftungsrechts in Altenheimen zu begegnen.

Vorrangig ist meines Erachtens auf eine entsprechende Aufklärung im Rahmen von (heiminternen) Fortbil-

---

[15] BAG, E 5,1 ff.

[16] Bei fehlenden Personal als Ursache eines Schadens ist vor allem zu klären, in wieweit es sich um ein ‚Organisationsverschulden' der Leitungskräfte im Altenheim handelt.

dungen auf die Bedeutung des Spannungsfelds zwischen dem Selbstbestimmungsrecht des verwirrten Heimbewohners und der Aufsichts- und Betreuungspflicht der Pflegekräfte hinzuwirken!

VI. Die Aufsichts- und Betreuungspflicht im (Heim-)Alltag

Für den Altenheimalltag lassen sich im Umgang mit der Aufsichts- und Betreuungspflicht in bezug auf verwirrte Menschen schwer allgemeinverbindliche und insbesondere in jedem Fall umsetzbare Richtlinien entwerfen.

Dennoch lassen sich einige Eckpfeiler, die einen Handlungsrahmen abstecken, festsetzen, die den Umgang mit verwirrten Bewohnern rechtlich und faktisch für Pflegende erleichtern und für Angehörige u. a. nachvollziehbarer machen sollen.

Das Selbstbestimmungsrecht ist überragendes Recht! [17]

Das bedeutet für den Umgang mit Verwirrten:

1. Sogenannte„unvernünftige" Entscheidungen sind zu respektieren.
2. Scheinbar notwendige Schutzmaßnahmen sind grundsätzlich nicht gegen oder ohne den Willen des Betroffenen durchzusetzen!
3. Es gelten folgende Ausnahmen:

a) die akute Selbstgefährdung (vergl. Kap. V. 3)

b) die akute Fremdgefährdung (vergl. Kap. V. 1)

4. Das Heim ist nicht dazu verpflichtet, Bewohner ständig vor möglichen Gefahren zu schützen! Eine Ausnahme gilt bei

---

[17] In diesem Zusammenhang muß auf folgende Frage eingegangen werden:

Ist das Selbstbestimmungsrecht oder der Schutz von Leib und Seele höherwertig? (vergl. hierzu Linzbach, in: Altenheim 1988, 478 ff.)

Meines Erachtens ist diese Frage anhand des jeweiligen Einzelfalles beantwortbar. Die von Linzbach geforderte „Ausschöpfung des rechtfertigenden Notstandes gem. § 34 StGB" *(vergl. hierzu Kap. VIII. Pkt. 1.2)* aufgrund einer „allgemeinen Fürsorgepflicht" halte ich für sehr bedenklich, weil sie – wenn sie in der Praxis formalisiert und nahezu generalisierend angewendet würde – schwer im Einzelfall hinsichtlich ihrer Berechtigung überprüfbar ist.

Die notwendig werdende Beeinträchtigung des Selbstbestimmungsrechts ist durch die unter Pkt. 3 oben genannten Ausnahmetatbestände hinreichend möglich und abschließend anwendbar!

Unter den genannten Vorausetzungen (akute Selbst- oder Fremdgefährdung) wird die Wahrung des Schutzes von Leib und Seele und damit die individuelle „Vorrangigkeit" desselben gewährleistet.

Es bedarf in der Praxis darüber hinaus keinerlei weitergehender „fürsorglichen" Möglichkeiten!

Die Abwägung zwischen beiden (Grund-)Rechtsgütern bleibt für den Einzelfall unabdingbar!

Bewohnern, die ausdrücklich wegen ihres erhöhten Betreuungsbedarfs ins Altenheim eingezogen sind.

5. Die Betreuungspflicht verlangt von den Pflegenden im Einzelfall:

a) gesteigerte Beobachtung (keine unverhältnismäßige „Kontrolle"),

b) Dokumentation aller relevanter Beobachtungen und Vorfälle,

c) eine hinreichende, individuelle Pflegeplanung,

d) Aufklärung des Bewohners über mögliche Gefahren,

e) geeignete und zumutbare unterstützende Maßnahmen, um Gefahren nicht wirksam werden zu lassen.

Es empfiehlt sich in diesem Zusammenhang für alle Heime die Erarbeitung eines Konzepts, in dem (auch für „Außenstehende") die Zielsetzung der Einrichtung nachgelesen und – vollzogen werden kann. Dies kann zum Beispiel für den potentiellen Bewohner die Entscheidung in ein bestimmtes Heim einzuziehen, erleichtern. Zukünftigen Mitarbeitern wird hierdurch deutlich, nach welchen Prioritäten in der jeweiligen Einrichtung gearbeitet wird.

Die Erstellung derartiger Konzepte sollte in einem „Gegenstromprinzip" erfolgen. Das heißt, sowohl Heimleitung und Träger als auch die Mitarbeiter der einzelnen Abteilungen sind aufgefordert, Entwürfe zu erarbeiten. In einem Plenum unter Beteiligung aller Mitarbeiter der „Konzeptgruppe" kann dann entschieden werden, was aufgenommen wird und was nicht.

In ein derartiges Konzept gehört z. B. auch die Klärung der o. g. Fragen:

Wie gehen wir mit verwirrten alten Menschen um, die beispielsweise „weglaufen"? Die Transparenz derartiger Handlungsalternativen zum Fixieren macht es Angehörigen und Ärzten leichter, das Agieren der Pflegekräfte in ihrer Arbeit mit Verwirrten nachzuvollziehen.

Darüber hinaus ist z. B. anhand von Stellenbeschreibungen abzuklären, wer welche Veranwortung trägt und welche Verantwortlichkeiten delegierbar sind.

Mit Bezug auf im Einzelfall zu ergreifende Freiheitsbeschränkungen ist stets abzuklären, ob es sich um eine latente oder akute Gefährdung des/durch den Verwirrten handelt. Auch dies ist dokumentationspflichtigt!

Bereits im Rahmen der Diskussion über die Erstellung einer Konzeption oder auch unabhängig hiervon sollte im Pflegeteam über mögliche „Zwischenfälle" diskutiert werden:

„Was tun wir, wenn Frau G. nachts durchs Haus läuft und andere Mitbewohner stört?"

„Was tun wir, wenn Herr H. das Haus verläßt und nicht zurückfindet?"

„Was tun wir, wenn Frau L. aggressiv wird und ihre Mitbewohnerin verprügeln will?"

Prinzipiell ist darüber hinaus angesichts der sich verändernden Bewohnerstruktur in den Heimen dafür Sorge zu tragen, daß Betreuungen nach dem Bundesbetreuungsgesetz eingerichtet werden, wo es erforderlich ist.

Es geht dabei nicht (nur) um die Rechtssicherheit für die Bewohner, sondern insbesondere auch um die Absicherung der Pflegenden.

VII. Fixierungen im Altenheim

1. Zur sprachlichen Bedeutung: Was heißt „fixieren"?

Ein Blick in das Herkunftswörterbuch (Duden 7) macht die Bedeutung des Begriffs „Fixieren" sehr klar:

Die Silbe bzw. das Wort „fix" bedeutet in der Etymologie: „unbeweglich, fest-stehend, konstant". Sie stammt vom lateinischen „fixus" (16./17. Jahrhundert) = angeheftet, befestigt. Das dazugehörige Verb „fixieren" (lateinisch: „fixare") bedeutet u. a. „anstarren".

Aus dem 18. Jahrhundert stammt die im Bereich der Medizin verwendete Formulierung „fixe Idee".

Weitere Übersetzungen aus dem Fremdwörterbuch (Duden 5):

- an einer Stelle befestigen, festmachen;
- (den Gegner) so festhalten,daß er sich nicht befreien kann;
- sich emotional an jemanden binden, in einer Weise, die die Überwindung einer bestimmten frühkindlichen Entwicklungsstufe nicht mehr zuläßt;
- „Fixierung" bedeutet: das Steckenbleiben in einer bestimmten Entwicklungsphase, das zu nicht altersgemäßen Verhaltensweisen führt.

Zumindest die beiden letztgenannten Übersetzungen lassen sich nicht nur auf den im Altenheim fixierten verwirrten Bewohner übertragen, sondern durchaus auch auf so manchen Pflegenden; wobei die Frage, ob es sich beim „Fixieren" um eine nicht altersgemäße Verhaltensweise handelt, sekundär bleiben kann.

Interessant ist vielmehr in diesem Zusammenhang „das Steckenbleiben in einer bestimmten Entwicklungsphase".

Bei näherer Betrachtung und genauerem Hinterfragen so mancher Kausal-Zusammenhänge, die zum Fixieren eines Heimbewohners führen, wird dann deutlich, daß man in der Tat von einem „Steckenbleiben" – nicht nur der Bewohner in ihren Fixiergurten oder hinter ihren Bettgittern – , sondern auch mancher Pflegekräfte sprechen kann und muß!

Von einem „Fixiertsein auf die Fixierung" kann man in vielen Fällen sprechen, wo Bewohner reihenweise in ihren Rollstühlen angegurtet werden, zudem zusätzlich (weshalb auch immer) noch die Stationstüren mit Trickschlössern versehen sind, die selbst Besucher des Hauses schwerlich durchblicken.

Die sprachliche Übersetzung bringt es an den Tag:

Die verwirrten Bewohner werden fixiert; (viel zu) viele Pflegende sind fixiert!

2. Formen der Fixierung alter Menschen in Altenheimen

Folgende Maßnahmen und Handlungsweisen sind (gerichtsbeständig) als Fixierung mobiler bzw. teilweise mobiler Bewohner zu bewerten:

a) Einsperren des Betroffenen durch:

- Absperren der Station oder des Zimmers durch sogenannte Trickschlösser oder Geschicklichkeitsverschlüsse,
- Zurückhalten am Hausausgang,
- jede Täuschung über Verriegelung,
- Wegnahme der Bekleidungsstücke (z. B. Schuhe),
- Wegnahme von Fortbewegungsmöglichkeiten (Rollstuhl, Gehwagen etc.).

b) Fixieren des Betroffenen an Stuhl oder Bett, durch:

- Bettgitter,
- Bettschürze,
- Magnetgurte,
- Spezialhemden,
- Bauch-, Hand-, Fußfesseln,
- Stecktische am (Roll-)Stuhl,
- Gurte am (Roll-)Stuhl.

c) Medizinische Behandlungs maßnahmen

- sedierende Medikamente

d) Psychischer Druck in jeder Form

Natürlich können einzelne Maßnahmen durchaus therapeutisch sinnvoll sein, z. B. zeitweises Anbringen eines Stecktisches am Rollstuhl oder Gurte am Rollstuhl bei einem sturzgefährdeten MS-Kranken.

Voraussetzung ist jedoch, regelmäßig die Einwilligung des Betroffenen bzw. im Einzelfall eine vormundschaftsgerichtliche Genehmigung einzuholen *(s. Kap. VIII)*.

3. Exkurs: „Fixierte Schülerin“

Im Rahmen eines ca. 30minütigen Experiments erklärte sich eine Schülerin des Unterkurses am Fachseminar für Altenpflege in Würselen bereit, sich auf ein vorher nicht näher beschriebenes Experiment einzulassen.

Die Thematik war aus dem bisherigen Unterrichtsverlauf allen klar: „Fixierungen im Altenheim“.

Außer dieser einen Schülerin wollte sich niemand auf diese unklare Situation einlassen. Nachdem die Schülerin ihre Bereitschaft signalisiert hatte, habe ich einen Rollstuhl (den vorher niemand sehen konnte) in den Klassenraum geholt und einen (Gepäck)-Gurt. Die Schülerin wurde im Rollstuhl festgegurtet. Danach verließen alle weiteren Beteiligten den Raum.

Nach ca. 10 Minuten ging der erste Schüler in den Klassenraum, sagte kein Wort und schob den Rollstuhl samt Schülerin in eine andere Ecke des Raums.

Nach weiteren 5 Minuten gingen zwei Schülerinnen durch den Klassenraum, unterhielten sich miteinander, ignorierten dabei aber die „fixierte Schülerin“ in ihrem Rollstuhl.

Wieder ca. 10 Minuten später, ging ein Schüler in den Raum, nahm den Rollstuhl und fuhr ihn mit der Schülerin in einen anderen Raum, ohne dabei zu erklären, was er nun vorhabe zu tun.

Die Klasse ging wieder in ihren Klassenraum, dann holten wir die Schülerin im Rollstuhl sitzend hinzu.

Wir baten sie, noch im Rollstuhl sitzen zu bleiben und aus dieser Position heraus, ihre Eindrücke und Empfindungen der Klasse mitzuteilen.

Folgende Zitate machen die Situation aus Sicht der Betroffenen deutlich:

„Es wurde kein Ton mit mir gesprochen.“

„Man behandelte mich wie ein Stück Holz.“

„Man wird einfach in die Ecke geschoben.“

„Keiner sagt einem, wo es hingeht und was passiert.“

„Ab in die Ecke; hier störst Du nur.“ (Empfindung)

„Ich bin nicht wichtig.“

„Wenn man im Alter so mit mir umgehen würde, ich würde Randale machen.“

„Man wurde nicht angeguckt, es wurde nichts gesagt; so möchte ich später nicht behandelt werden!“

Auch wenn diese Situation – zeitlich befristet – kaum vergleichbar ist, mit der realen Lage, in denen sich verwirrte alte Menschen täglich befinden, so ist doch anhand der von der Schülerin gemachten Äußerungen ablesbar, was ein Mensch empfindet, wenn er „wie ein Stück Holz behandelt“ wird. Und er keine

Möglichkeit besitzt, aus freien Stücken seinen Aufenthaltsort selbst zu bestimmen und andere für ihn bestimmen.

Diese Fremdbestimmung ist eine Ursache für die schleichende Verfestigung von Verwirrtheitszuständen und von chronischer Regression (auf beiden Seiten!).

Die an diesem Experiment beteiligten SchülerInnen hatten nahezu alle vorher im Rahmen ihres ersten Fachpraktischen Unterrichts in verschiedenen Altenheimen unterschiedliche Fixierungspraktiken kennengelernt.

Einige kannten diese auch bereits aus ihrem Vorpraktikum.

Mit Wut und Resignation standen sie dieser Praxis gegenüber, aber mit großem Interesse an Handlungsalternativen haben sie sich engagiert am darauffolgenden Unterricht zu dieser Problematik beteiligt.

4. Freiheitsentziehende und freiheitsbeschränkende Maßnahmen im Altenheim

Wie bereits in Kap. IV. Pkt. 2 ausgeführt, geht das deutsche Recht von unterschiedlichen Begrifflichkeiten aus:

§ 239 StGB stellt die „Freiheit zur Veränderung des Aufenthaltsort" strafrechtlich unter Schutz. Hier wird von „Freiheitsberaubung" gesprochen.

In Art. 104 Abs. 2 GG (Rechtsgarantie) wird demgegenüber von „Freiheitsbeschränkung" und „Freiheitsentziehung" gesprochen.

Das in § 239 StGB geschützte Rechtsgut ist die Möglichkeit zur Fortbewegung. Wird diese potentielle Fortbewegungsfreiheit durch die in Pkt. 2 genannten Fixierungsmaßnahmen eingeschränkt, so kann es sich vom Tatbestand her durchaus um Freiheitsberaubung handeln, die eine staatsanwaltliche Ermittlung (gegen das Heim oder einzelne Mitarbeiter) zur Folge hat.

Freiheitsberaubung besteht tatbestandlich in der – auch nur vorübergehenden – Hinderung eines anderen, seinen Aufenthaltsort zu wechseln. Sämtliche unter Pkt. 2 aufgelisteten Sachverhalte zählen dazu!

Aber auch die „Beschränkung" der Bewegungsfreiheit auf eine Station, ein Gebäude oder ein Grundstück stellt eine Freiheitsberaubung dar.

Die „Freiheit" innerhalb einer geschlossenen Einrichtung ist irrelevant, wenn der darin eingesperrte sie nicht verlassen kann. [18]

Ebenso wie die Freiheitsberaubung sind bei der Freiheitsentziehung und der Freiheitsbeschränkung Dauer und Intensität der Maßnahme im Einzelfall gleichermaßen von Bedeutung.

---

[18] Ameling, Braun 1985 JR, S. 475

Die beiden Begriffe „Freiheitsentziehung" und „Freiheitsberaubung" unterscheiden sich nicht qualitativ, sondern lediglich in ihrer juristischen Anwendung.

Die Freiheitsberaubung ist von strafrechtlicher Relevanz.

Die Freiheitsentziehung ist von verfassungsrechtlicher Relevanz.

Bei ein und demselben Tatbestand können beide Rechtsbegriffe zutreffen und anwendbar sein.

Mit Freiheitsbeschränkung ist jeder, in einer konkreten Situation erfolgte, kurzzeitige Eingriff in die Freiheits- bzw. Selbstbestimmungsrechte eines Menschen gemeint.

Eine Freiheitsbeschränkung liegt z. B. dann vor, wenn ein Bewohner kurzzeitig daran gehindert wird, seinen Aufenthaltsort zu verändern und irgendwo hinzugehen (z. B. in ein anderes Zimmer).

Immer dann, wenn eine Freiheitsbeschränkung über eine akute Notstandssituation hinausgeht oder mit hoher Wahrscheinlichkeit wiederholt erfolgt (z. B. regelmäßiges Bettgitter-Anbringen zur Nacht), liegt eine Freiheitsentziehung im Sinne des *Art. 104 Abs. 2 GG vor.* [19]

Eine richterliche Genehmigung ist dann jedenfalls erforderlich!

Ist die freiheitsbeschränkende Maßnahme z. B. aufgrund einer akut drohenden erheblichen Gefährdung nur vorübergehend oder vorläufig, so ist die richterliche Genehmigung in der Regel entbehrlich.

Es ist bei der Frage, ob eine Fixierungsmaßnahme nun eine freiheitsentziehende oder „nur" eine freiheitsbeschränkende Maßnahme von kurzer Dauer darstellt, weniger auf die Art der Freiheitsentziehung oder die Stärke abzustellen, sondern immer wieder auf die konkrete Situation.

Für einen Bewohner, der sich mit seinem Gehwagen fortbewegen kann, stellt die Wegnahme dieses Hilfsmittels in der konkreten Situation eine freiheitsentziehende Maßnahme dar, die der richterlichen Genehmigung bedarf.

Die Wegnahme eines Gehstocks in einer Situation, in der ein Bewohner den anderen mit eben diesen Stock akut droht erheblich zu verletzen, stellt allenfalls eine freiheitsbeschränkende Maßnahme dar, sofern der Bewohner unmittelbar nach der Beilegung des Streits seinen Gehstock zurückerhält.

Die vom AG Kassel mit Urteil vom 17.03.86 (AZ 12 – 10/86) dargelegte Meinung der „altersentsprechenden Freiheitsbeschränkung", die durchaus legitim sein sollte, kann meines Erachtens nicht aufrechterhalten werden, da sie eindeutig gegen den Gleichheitsgrundsatz des GG verstößt!

---

[19] Klie, Altenpflege 10/1988 S. 667

Alte Menschen und auch Verwirrte sind nicht prinzipiell nur schon deshalb in ihrer Freiheit zu beschränken, weil sie älter oder verwirrt sind!

Auch kann der Auffassung von Linzbach *(Altenheim 1982, S. 209 ff.)* nicht gefolgt werden, wonach „Einschließungen und Fixierungen von mehr als 24 Stunden erst eine Freiheitsentziehung" darstellen.

Derartige Verallgemeinerungsversuche verlassen m. E. eindeutig die grund-rechtliche Forderung auf Betrachtung des Einzelfalls.

Zudem fördert eine solche Auffassung in der Praxis das in Kap. II Pkt. 2 kritisierte „normierte" und „standardisierte" Verhalten vieler Pflegekräfte.

Gemäß Art. 104 Abs. 2 GG ist zudem nur der Staat hoheitlich berechtigt, eine festgenommene Person bis zum Ablauf des der Festnahme folgenden Tages festzuhalten.

Es bleibt festzustellen:

Jede Hinderung am Verlassen oder Wechseln des momentanen Aufenthaltsortes stellt eine Freiheitsentziehung da.

Die Rechtswidrigkeit entfällt nur unter den in Kap. VIII genannten Voraussetzungen.

Bei Bewohnern, die aufgrund ihres Gesundheitszustandes (Koma, dauerhafte Bettlägrigkeit mit einhergehender Bewegungsunfähigkeit) nicht mehr in der Lage sind, ihren Aufenthaltsort zu ändern, liegt eine Freiheitsentziehung oder -beschränkung natürlich nicht vor.

Ebenfalls nicht als Freiheitsentziehung zu bewerten ist z. B. eine Sitzsicherung bei immobilen Bewohnern, die diese vor unwillkürlichem Herausfallen aus dem (Roll)-Stuhl sichert. In der Regel ist durch eine derartige Sicherung erst die Veränderung des Aufenthaltsortes durch den Bewohner möglich und gewährt ihm insofern einen größeren Freiheitsraum als z. B. das dauerhafte Liegen im Bett.

5. Ergebnisse einer Befragung zum Thema „Fixierungen" in vier Aachener Altenheimen

An der im März/April 1993 durchgeführten Befragung zum Thema „Fixierungen" in vier Aachener Altenheimen beteiligten sich insgesamt 80 MitarbeiterInnen *(Fragebogen s. Anlage S. 81)*. Damit wurden 45,7 % aller ausgegebenen Fragebögen (175) beantwortet.

Alle vier Einrichtungsleiter waren spontan einverstanden mit der Befragung, die anonym erfolgte. Die Beteiligung sah im einzelnen wie folgt aus:

Altenheim A:	48,1 %
Altenheim B:	57,5 %
Altenheim C:	24,0 %
Altenheim D:	55,2 %.

Parallel beteiligten sich die SchülerInnen aus zwei Kursen des Fachseminars für Altenpflege in Würselen mit insgesamt 28 Personen (65,1 %) an der Befragung.

Die Untersuchung kann in vieler Hinsicht sicherlich nicht als repräsentativ für die MitarbeiterInnen aller Altenheime gelten.

Das wesentliche Ziel der Befragung war es herauszufinden, welches Bewußtsein unter den Pflegekräften über das Thema „Fixierungen" vorherrscht und wie sich dieses im alltäglichen Umgang mit den Heimbewohnern widerspiegelt.

Ich habe in acht von neun Fragen das Ankreuzverfahren (mit der Möglichkeit im einzelnen weitere Antworten anzugeben) gewählt, um damit die Bereitschaft der MitarbeiterInnen zu erleichtern, sich zu beteiligen.

Es wurden folgende Sachverhalte ausgewertet:

1. Gesamtbeteiligung in den Einrichtungen
2. Wissen um die unterschiedlichen Tatbestände der Fixierung

2.1 Qualifikation der MitarbeiterInnen im Vergleich zum Wissen um die Tatbestände

2.2 Qualifikation der MitarbeiterInnen im Vergleich zur Häufigkeit der „eigenverantwortlichen Durchführung"

3. Angegebene Gründe zur Fixierung
4. Wer gab die Anweisung zur Fixierung?
5. Wie häufig wird von MitarbeiterInnen fixiert?
6. Wie häufig haben MitarbeiterInnen an Fortbildungen zum Thema teilgenommen?
7. Lassen die MitarbeiterInnen desorientierte Heimbewohner den (rechtlich) erforderlichen Freiraum zur Fortbewegung?
8. Welche Handlungsalternativen zum Fixieren werden von den MitarbeiterInnen genannt?

8.1 Welche Verbindung besteht zwischen den angegebenen (und nicht-angegebenen) Handlungsalternativen und der Teilnahme an Fortbildungen?

9. Wie lange sind die MitarbeiterInnen bereits im Beruf tätig?

9.1 Wie verhält sich die Dauer der Berufstätigkeit zum Wissen um Fixierungstatbestände?

9.2 Wie verhält sich die Dauer der Berufstätigkeit zur Teilnahme an Fortbildungen?

Im folgenden werde ich auf einige der o. a. Untersuchungsergebnisse eingehen:

5.1 Angegebene Gründe zur Fixierung

Die entsprechende Frage lautete: „Aus welchem Grund haben Sie fixiert?"

Mögliche Antworten waren:

- akute Selbstgefährdung,
- mögliche Selbstgefährdung,
- akute Fremdgefährdung,
- mögliche Fremdgefährdung,
- Sturzgefahr,
- Personalmangel,
- Wunsch des Bewohners,
- andere Gründe ...

Am häufigsten wurde die „Sturzgefahr" als Grund zur Fixierung angegeben (30 % aller Angaben)!

Die beiden rechtlich haltbaren Gründe „akute Selbstgefährdung" und „akute Fremdgefährdung" wurden zu 27,4 % bzw. 6,3 % angegeben.

12,1 % macht die Antwort „Wunsch des Bewohners" aus.

Das heißt: In nahezu jedem achten Fall will demnach der Bewohner selbst fixiert werden!

In jedem fünften Fall wird bereits die Möglichkeit der Selbst- oder Fremdgefährdung als Fixierungsgrund angegeben!

Der Personalmangel wurde von den MitarbeiterInnen zu lediglich 2,7 % angegeben.

Addiert man die Angaben zu „akute Selbstgefährdung" und „akute Fremdgefährdung" mit den Antworten zu „Wunsch des Bewohners" (insg. = 45,8 %), so kommt man zu dem Ergebnis, daß in 54,2 % aller angegebenen Fixierungsgründe aus rechtlich unhaltbaren Gründen heraus fixiert wird!

Verschärft wird dieses Ergebnis noch durch die Tatsache, daß die Antwortmöglichkeit „Wunsch des Bewohners" mit 12,1 % nach meinen eigenen Erfahrungen zu häufig angegeben wurde.

Unter anderem wurden folgende andere Fixierungsgründe (3,1 %) angegeben:

„mögliche Sachbeschädigung",

„so üblich",

„Anordnung der Heim- bzw. Stationsleitung",

„Kontakt mir Kot vermeiden".

Die Antworten machen insgesamt deutlich, daß in den weitaus meisten Fällen den MitarbeiterInnen bereits die Möglichkeit einer Gefahr zum „prophylaktischen Fixieren" ausreicht!

Der „fürsorgliche Zwang" zur Sicherheit des Bewohners und seiner Umgebung gilt als eine der wesentlichen Handlungsmaxime im Umgang mit verwirrten Heimbewohnern!

5.2 Wissen um die Tatbestände der Fixierung

In Frage 1 des Fragebogens waren 13 gerichtsgegenständige Fixierungsarten zum Ankreuzen vorgegeben.

Die MitarbeiterInnen sollten aus ihrer Sicht ankreuzen, was sie bei mobilen und teilweise mobilen Bewohnern als Fixierungstatbestand ansehen würden.

Alle 13 Antworten wurden in den einzelnen Heimen von den beteiligten MitarbeiterInnen wie folgt angekreuzt:

Altenheim A:	61,5 %
Altenheim B:	43,5 %
Altenheim C:	8,3 %
Altenheim D:	45,0 %

Anhand der nicht angekreuzten Möglichkeiten wird deutlich, was die MitarbeiterInnen nicht als Fixierungstatbestand bewerten.

Dabei manifestiert sich u. a., daß unter Fixierung vorwiegend direkte mechanische Maßnahmen (Gurte, Fesseln etc.), weniger jedoch nichtmechanische Fixierungsformen (psychischer Druck, sedierende Medikamente, Wegnahme der Bekleidung) verstanden werden.

Im folgenden wird deutlich, wieviele MitarbeiterInnen die jeweilige Fixierungsform nicht als solche bewerten und demzufolge auch nicht ankreuzten:

- Trickschlösser an den Stations- und Eingangstüren 38,8 %
- Täuschungen über Verriegelung 37,5 %
- Stecktische am (Roll-)Stuhl 35,0 %
- sedierende Medikamente 30,0 %
- psychischen Druck 28,8 %
- Wegnahme der Bekleidung 26,3 %
- Wegnahme der Fortbewegungsmöglichkeiten 21,3 %
- Abschließen der Zimmertüre 15,0 %
- Bettgitter 13,8 %
- Bettschürze 13,8 %
- Hand-, Fuß- und Körperfesseln 12,5 %
- Gurte am Stuhl 12,5 %
- Bauchgurte 6,3 %

Die Verteilung der nicht angekreuzten Fixierungsarten im Vergleich zu den in der jeweiligen Einrichtung insgesamt möglichen Ankreuzungen (z. B. Altenheim A: 13 Fragebögen x 13 ankreuzbare Fixierungsarten = 169 mögliche Ankreuzungen insgesamt) weist auf einen sehr unterschiedlichen Bewußtseinsstand der MitarbeiterInnen im Hinblick auf Fixierungstatbestände hin:

Altenheim A: 5,3 % nicht angekreuzte Tatbestände,

Altenheim B: 17,1 % nicht angekreuzte Tatbestände,

Altenheim C: 44,2 % nicht angekreuzte Tatbestände,

Altenheim D: 25,0 % nicht angekreuzte Tatbestände.

Während im Altenheim A lediglich 5,3 % aller insgesamt ankreuzbaren Fixierungsarten nicht angekreuzt wurden, haben im Altenheim C die MitarbeiterInnen insgesamt nahezu die Hälfte aller Ankreuzmöglichkeiten nicht als Fixierungstatbestand erkannt!

Die Differenz zwischen examinierten und nicht ausgebildeten Kräften im Hinblick auf richtig angekreuzte Antworten ist insgesamt betrachtet bedenklich gering:

Richtig angekreuzt (alle 13 Antwortmöglichkeiten) haben:

48,9 % aller examinierten Kräfte,
44,3 % aller nicht-ausgebildeten Kräfte.

5.3 Weitere Ergebnisse der Befragung

In 80 % aller Angaben zu Frage 4 („Wer gab die Anweisung zur Fixierung?")wurden Personen(gruppen) genannt, die zur Anordnung einer Fixierung nicht befugt sind!

Am häufigsten geht die Anordnung zum Fixieren von Ärzten aus (jede vierte Antwort).

Es folgen die Stationsleitungen (22,9 %).

Der „eigene Wunsch des Bewohners" wurde auch hier sehr häufig genannt (14,9 %).

Die Angehörigen haben ebenfalls (in jedem siebten Fall) „etwas mitzuentscheiden", wenn ein Bewohner fixiert werden soll.

Immerhin nach jeder zehnten Antwort übernimmt die Pflegekraft „eigenverantwortlich" die Fixierung!

Von insgesamt 175 Antworten wurde in nur drei Fällen (= 1,7 %) auf eine entsprechende Entscheidung des Vormundschaftsgerichts verwiesen.

Zu beachten ist allerdings, daß nicht abklärbar war, ob es sich im Einzelfall um eine einmalige kurzfristige Fixierung(„Freiheitsbeschränkung") oder um eine wiederholte bzw. dauerhafte Fixierung („Freiheitsentziehung",„Freiheitsberaubung") handelt.

Dennoch machen diese Antworten deutlich, wie es um das Rechtsbewußtsein bzw. das Wissen um rechtliche Grundlagen beim Thema „Fixierungen" bestellt ist.

95 % aller Beteiligten haben schon einmal oder mehrfach fixiert!

Davon wiederum 92 % mehrfach!

Nur vier von 80 MitarbeiterInnen gaben an, noch nie fixiert zu haben. Wobei hierbei zu beachten ist, daß nicht allen klar war, was eine Fixierung ist (Frage 1).

Das Ergebnis bestätigt, daß Fixierungen in verschiedenen Formen zum Alltag der Altenpflegekräfte gehören!

44 % gaben an, noch nie an einer entsprechenden Fortbildung zu dem Themen „Selbstbestimmungsrecht des verwirrten Heimbewohners“ oder „Fixierungen“ teilgenommen zu haben.

Nur jede/r vierte MitarbeiterIn hat schon einmal oder mehrfach teilgenommen.

Das Haus auf gar keinen Fall verlassen dürfen desorientierte Bewohner nach 13,4 % der Antworten.

Die Antworten sehen in den einzelnen Einrichtungen sehr unterschiedlich aus.

In drei von vier Häusern haben die MitarbeiterInnen sowohl „nein, auf gar keinen Fall“, ihre Kollegen jedoch „ja“ angekreuzt.

Offensichtlich mangelt es erheblich an Absprachen und planerischem Pflegen!

Spiegeln sich diese unterschiedlichen Umgangsweisen im Verhalten zu ein und demselben Bewohner wider, so trägt dies sicherlich nicht gerade zur „Entwirrung“ bei!

In jedem zweiten Fall bekunden die MitarbeiterInnen „nach Möglichkeit mitzugehen“, wenn verwirrte Bewohner das Haus verlassen (möchten).

Nach Handlungsalternativen befragt (die einzige Frage ohne ankreuzbare Vorgaben), gaben die MitarbeiterInnen zu 50 % (40 MA) keine Antwort bzw. die Antwort: „nicht bekannt“.

Die anderen 50 % machten insgesamt 86 begriffliche Vorschläge.

12 Mitarbeiter nannten jedoch mit insgesamt 29 Nennungen als Handlungsalternativen zum Fixieren wiederum Fixierungsformen (Gurte, Bettgitter etc.)!

D. h.: jede dritte Antwort (29 von 86) war eine Fixierungsart!

Auffällig auch hierbei wieder:

Nur in Altenheim A wurden keine Fixierungsarten als Alternativen angegeben!

Insgesamt gaben also 52 von 80 Beteiligten entweder keine Antwort oder nannten erneut Fixerungsarten.

Lediglich 28 MitarbeiterInnen (= 35 %) nannten Alternativen.

Am häufigsten wurden hierbei genannt:

- Beschäftigung (13 x)
- Gespräche (12 x)
- Gymnastik (6 x)
- Betreuung (5 x)
- Ablenkung (5 x).

„Angehörige einbeziehen“ und „Nähe, Kontakt“ sowie „Ursachen abklären“ wurden nur je einmal genannt!

In Verbindung mit den Antworten zu Frage 5 (Fortbildung) wird das Defizit an Auseinandersetzung mit Handlungsaltervativen zum Fixieren sehr deutlich!

Genau 41 von 80 beteiligten MitarbeiterInnen sind länger als fünf Jahre im Beruf, davon wiederum 23 länger als zehn Jahre.

Anhand des Vergleichs „Berufstätigkeit“ mit den Antworten zu Frage 1 („Fixierungsarten“) wird ersichtlich, daß die Mitarbeiter, die länger im Beruf sind, ein höheres Bewußtsein für Fixierungstatbestände entwickelt haben (46,3 % „richtige“ Antworten zu Frage 1) als die MitarbeiterInnen, die weniger als fünf Jahre im Beruf sind (36,1 % „richtige“ Antworten).

Hier spielt möglicherweise die gesammelte Erfahrung im Umgang mit Verwirrten und dem Thema „Fixierung“ eine Rolle.

Dies ist aber auch ein Hinweis darauf, daß die formelle (Schul-)Ausbildung an den Fachseminaren bei jungen MitarbeiterInnen noch keine ausreichende Grundlage bietet, sich mit dieser Problematik qualifiziert auseinanderzusetzen!

Auch die Auswertung der 28 Bögen aus dem Fachseminar machen deutlich, daß in dem Kurs, der „Fixierungen“ noch nicht thematisiert hatte, ein weitaus geringeres Bewußtsein über die Tatbestände der Fixierung vorherrscht als in dem Kurs, der dies umfangreich diskutiert hatte.

Insgesamt kann aufgrund der Befragungsergebnisse festgestellt werden, daß sowohl das Bewußtsein über Fixierungstatbestände und ihre rechtliche Bedeutung, aber auch das Wissen um Handlungsalternativen eher gering vorhanden ist.

VIII. Zulässigkeit von Fixierungen

Im folgenden soll auf die drei rechtlich haltbaren Gründe zum Fixieren eingegangen werden. Hierbei soll insbesondere deutlich gemacht werden, unter welchen Voraussetzungen einer oder mehrere der Zulässigkeitsgründe vorliegen.

Fixierungen sind in der Regel nur zulässig, wenn eine der folgenden Voraussetzungen erfüllt ist:

1. klar erkennbare Einwilligung des Betroffenen,
2. rechtfertigender Notstand (§ 34 StGB),
3. bei richterlich genehmigter oder beschlossener Unterbringung.

1. Einwilligung des Betroffenen

Die Einwilligung durch den Betroffenen kann nur erfolgen, wenn dieser einwilligungsfähig ist. Einwilligungsfähig ist, wer

- Art,
- Bedeutung,
- Tragweite

einer Maßnahme nach entsprechender Aufklärung und Beratung erfassen kann und seinen Willen danach bestimmen kann.

Dabei hat sich die Einwilligung jeweils auf die konkrete Situation zu beziehen.

Eine Einwilligung auf zukünftige Maßnahmen (z. B. im Heimvertrag) ist rechtswidrig.

Die Rechtswidrigkeit einer Fixierung entfällt nicht, wenn der Bewohner hierüber getäuscht wird oder wenn die Pflegekraft psychischen Druck anwendet, um eben diese Fixierung durchzusetzen.

Dies bedeutet für den Umgang mit Verwirrten, daß zunächst abzuklären ist, ob und inwiefern er einwilligungsfähig ist.

Dabei kann nicht davon ausgegangen werden, daß ein Bewohner, der beispielsweise situativ an Verwirrtheitszuständen leidet, prinzipiell einwilligungsunfähig ist.

Vielmehr ist abzuklären:

1. Ist der Bewohner in der Lage, die Folgen seines Handelns in der nötigen Konsequenz zu erkennen?
2. Führt die dauerhafte Verwirrtheit in einem Bereich bereits dazu, daß hierdurch die Einsichtsfähigkeit derart reduziert ist, daß er seinen eigenen Willen nicht mehr umsetzen kann?
3. Ist der Bewohner in der Lage einer Aufklärung und Beratung kognitiv zu folgen?
4. Steht der Bewohner momentan unter medikamentöser Einwirkung, und ist dadurch seine Aufnahmefähigkeit reduziert und beeinträchtigt?

Ziel des Betreuungsrechts ist es nicht, jedem Verwirrten seinen Betreuer zu bestellen. Wo aufgrund familiärer oder anderer Bindungen eine Bevollmächtigung ausreichend ist, kann hiervon Gebrauch gemacht werden.

Allerdings muß diese Bevollmächtigung des Betreuten zu einem Zeitpunkt erfolgt sein, in der er im Vollbesitz seiner geistigen Fähigkeiten war.

Darüber hinaus muß auch hier durch den Bevollmächtigten eine richterliche Genehmigung *(s. Pkt. 3)* eingeholt werden, um jemanden fixieren zu dürfen.

Bei Bewohnern, die aufgrund einer Erkrankung nicht mehr sprechen können (z. B. Aphasien), reicht die „schlüssige Handlung" als Kriterium der Einverständniserklärung aus.

Dies muß jedoch – wie im übrigen bei jeder angewandten Fixierung – dokumentiert werden.

Die „schlüssige Handlung" kann z. B. durch ein vereinbartes Handzeichen erfolgen.

2. Der rechtfertigende Notstand

Kurzfristig sind Fixierungen auch ohne richterliche Genehmigung möglich.

Im sogenannte „rechtfertigenden Notstand" gem. § 34 StGB darf die Pflegekraft Zwangsmaßnahmen im Rahmen der „ultima ratio" anwenden.

Dies gilt insbesondere, wenn:

1. ein Bewohner starke Aggressivität mit deutlichen Anzeichen unmittelbar drohender und erheblicher Gefahr für sich und andere wirksam werden läßt,

   oder

2. bei Gefahr, daß ein Bewohner im gegenwärtigen Zustand unkontrollierter krankhafter Bewegungsunruhe sich oder anderen, einen nicht unerheblichen Schaden zufügt.

Im ersten Fall muß die vom Bewohner ausgehende Aggressivität stark sein.

Sie muß darüber hinaus deutliche Anzeichen einer Gefahr zeigen.

Diese Gefahr muß unmittelbar drohend sein und erheblich!

In der konkreten Situation kann dies nur der Fall sein, wenn eine schwerwiegende Verletzung oder gar der Tod des Bewohners selbst oder eines Dritten (Mitbewohner, Pflegekraft, Angehöriger usw.) zu befürchten ist!

Das heißt: nur dann dürfen Zwangsmaßnahmen gegen den Bewohner ergriffen werden.

Diese müssen vorübergehender Natur sein; was bedeutet, daß sie unmittelbar nach Abklingen der Aggression aufzuheben sind.

Der Bewohner ist hierbei aufgrund seiner psychischen Krisensituation besonders zu betreuen (Betreuungspflicht des Personals).

Die Zwangsmaßnahmen selbst haben sich an einem Verhältnismaßstab zu orientieren, bei dem der Bewohner nur soweit wie es für die Situation notwendig ist in seiner Freiheit eingeschränkt wird.

Es ist stets zwischen dem zu schützenden gegenüber dem beeinträchtigten Rechtsgut eines Bewohners zu differenzieren, ob z. B. eine Gefahr nicht anders als durch freiheitsbeschränkende Maßnahmen abzuwenden ist.

Die freiheitsbeschränkende Handlung muß dem Grad der ansonsten aktuell drohenden erheblichen Gefahr insofern entsprechen, daß sie nur den Bereich der persönlichen Freiheit – zeitlich befristet – beschränkt, der zur Gefahrenabwehr notwendig ist.

Dies verlangt natürlich von den Pflegekräften ein Höchstmaß an Abwägungsbereitschaft und -fähigkeit sowie ein entsprechendes Reflexionsvermögen in bezug auf ihr eigenes Handeln *(s. hierzu Kap. X).*

Im zweiten Fall kann aufgrund der zugrundeliegenden Erkrankung und ihrer Beobachtung häufig das Auftreten, aber insbesondere der Verlauf der Bewegungsunruhe frühzeitig erkannt werden. Entsprechende Maßnahmen können vorher durchdacht und im Akutfall angewendet werden.

Im Rahmen der „ultima ratio" sind Zwangsmaßnahmen auch hierbei nur anzuwenden, wenn andere Behandlungsmaßnahmen erfolglos blieben (z. B. persönliche Zuwendung und therapeutische Betreuung).

Routinemäßiges Fixieren aus präventiven Gesichtspunkten, ohne gegenwärtige Gefahr über einen längeren Zeitraum oder wiederholt, ist rechtswidrig.

3. Richterliche Genehmigung

Für regelmäßige und für dauerhafte Fixierungen und andere freiheitsentziehende Maßnahmen ist ein richterlicher Beschluß des Vormundschaftsgerichts in jedem Fall unabdingbar.

Entsprechende Vordrucke können in der Regel bei den Gerichten angefordert werden und ggf. über Telefaxgeräte mit der dazugehörigen ärztlichen Stellungnahme an das Gericht übermittelt werden.

Das Gericht hat sich von der Notwendigkeit einer Maßnahme – auch wenn dies erst im Nachhinein geschehen kann – zu überzeugen und dann ggf. als einstweilige Anordnung einen Beschluß hierüber herbeizuführen.

Der richterlichen Genehmigung bedürfen alle Fixierungsmaßnahmen.

Sinnvoll ist es, nach der Anwendung von freiheitsbeschränkenden, kurzfristigen Maßnahmen das Gericht – telefonisch – zu informieren und diese Information (mit Name des Gesprächspartners) zu dokumentieren.

Bei allen Eilmaßnahmen, die über eine kurzfristige Fixierung hinaus gehen,ist die Genehmigung unverzüglich und in jedem Fall nachzuholen!

Zu den Maßnahmen, die der richterlichen Genehmigung unterliegen, zählen:

a) alle Formen des Einsperrens (incl. Trickschlösser und andere Täuschungen),

b) Fixierungen aller Art an Bett, Stuhl oder Tisch,

c) medizinische Behandlungen ohne oder gegen den Willen des Betroffenen.

Nur mit dem Betreuer bzw. einem entsprechend Bevollmächtigten sind abzuklären:

a) die Taschengeldverwaltung und -verwendung,

b) das Öffnen der Post für den Bewohner.

4. Dokumentationspflicht

Fixierungen und freiheitsbeschränkende Maßnahmen sind generell schriftlich zu dokumentieren. Dabei umfaßt die Dokumentationspflicht als Mindestanforderung folgende Aspekte:

a) den Anlaß der Fixierung (z. B.: akute Selbstgefährdung),

b) die Anordnung der Fixierung (z. B.: Anordnung des Vormundschaftsgerichts),

c) die Dauer der Fixierung (z. B.: zwei Stunden),

d) die Art der Fixierung (z. B.: sedierendes Medikament verabreicht),

e) die durchführende Person (z. B.: Etagenleitung, staatlich anerkannte Altenpflegerin).

Weiterhin sollte dokumentiert werden, welche Pflegekräfte die notwendige gesteigerte Betreuung sicherstellen.

IX. Folgen und Auswirkungen sowie Sinn und Zweck von Fixierungen

Die unkontrollierte und unreflektierte Anwendung von Fixierungsmaßnahmen im Altenheim führt in der Regel relativ schnell zu wechselseitigen negativen Reaktionen.

Für beide, Bewohner wie Mitarbeiter, sind Störungen der jeweiligen Beziehung die Folge.

Der verwirrte Bewohner erleidet häufig einen massiven, in der Regel irreparablen Vertrauensverlust.

Die Pflegekraft verliert den Bezug zum Bewohner und seinen Eigenschaften, Wünschen sowie seiner Lebensrealität und -identität.

Nach kurzer Zeit passiert das, was unter Kap. II. Pkt. 2 als „normiertes" und „standardisiertes" Verhalten beschrieben wird.

Der Bewohner zieht sich dann mehr und mehr zurück in sich selbst, in seine verrückte Welt, weil ihm die „reale Welt" immer wieder als unannehmbar erscheint. Mangelnde Anreize und Ansprache beschleunigen diesen Prozeß.

Immer wieder wird sein Wille, z. B. nach Hause zu gehen, als „Fehlentscheidung" konstatiert. Niemand fragt danach, was er wirklich will, und wenn er es ausspricht, wird es abgelehnt.

Seine Umwelt dokumentiert ihm laufend, wie unmündig er doch geworden ist, freie Entscheidungen zu treffen.

Ständig setzen andere sich über seinen Willen hinweg und entscheiden, was gut und was nicht gut für ihn ist.

Und auch die alltäglichen Dinge, die er bis vor kurzem noch selber und nach seinen eigenen Vorstellungen verrichtete, werden ihm nun abgenommen.

Er wird jeden Tag gewaschen, rasiert, gekämmt – niemand fragt danach, wie er dies bisher gewohnt war zu tun. Die Rahmenbedingungen und Strukturen sind vorgegeben, er hat sich anzupassen.

Hat der Rückzug einmal begonnen, regrediert er zunehmend. Was soll er auch in einer Welt, die ihm mit ihrer Realität nur fremdbestimmt erscheint?

Es folgen einige im Pflegealltag häufig zu beobachtenden Erscheinungsformen von Verwirrtheit und Verwirrtheitszuständen:

◆ Unruhe

Verlassen wollen des Hauses (s.o.), Umtriebigkeit, Umherwandern, nächtliche Unruhe, Schreien u. a.,

◆ aggressives Verhalten

den Mitbewohnern, dem Personal und den Angehörigen gegenüber,

◆ Realitätsverkennungen

situative, räumliche, zeitliche und persönliche Desorientiertheit,

◆ Regression

Aufgabe der eigenen Persönlichkeit, Abhängigkeitsempfinden, Rückzug, Selbstaufgabe bis hin zu Suizidversuchen,

◆ Inkontinenz

die Pflegekraft ihrerseits startet ihren eigenen Rückzug auf eine vermeintliche Machtposition.

In ihrer Überlastung sucht sie nach Bewältigungsmöglichkeiten. Bieten sich keine fundierten Möglichkeiten der Verarbeitung an (Supervision, Balint-Gruppen u. ä.) , werden Belastungen anders kompensiert.

Die „störenden" Bewohner werden sediert oder irgendwie „ruhig-gestellt". Es beginnt für viele Pflegekräfte eine Fixierung auf die Fixierung (der Bewohner).

In der Regel gehen klare erkennbare Reaktionen voraus, die als Alarmsignale erkannt und verstanden werden müssen:

◆ unmittelbare Streßminderungsversuche durch Beschimpfen der Bewohner, „Aus-dem-Weg-gehen-wollen","Klingeln-lassen"; (unterstellte) Kollegen mit der Betreuung der „unliebsamen" Bewohner beauftragen, usw. ;

◆ Verleugnung: die unangenehme Situation wird verdrängt und geleugnet, eine Reflexion des eigenen Handelns findet nicht statt;

◆ übererregtes Reagieren auf eine Belastung, „Ausrasten" bei der kleinsten Belastung;

◆ aggressives Reagieren: sich als „mächtig" aufspielen, dem

Bewohner (und den Kollegen) zeigen, „wer hier der Chef ist";

- Umdeutung einer Situation: die Pflegekraft stellt den Sachverhalt ihrer Umgangsweise mit einem Bewohner anders dar, als er objektiv und wirklich war; mögliche Folgen des eigenen Verhaltens werden verneint.

In diesen Teufelsspiralen bietet sich die Fixierung des „unbequemen" Bewohners vordergründig als Ausweg an. Zumindest bietet das Verhalten des Bewohners die Legitimation zur Fixierung. Dabei ist der Zweck in der Regel nicht unbedingt ein therapeutischer.

Geht es doch darum, „Ruhe" und „Entlastung" zu schaffen oder für den Bewohner – fadenscheinig – „Sicherheit" zu gewährleisten.

Daß die Folgen derartiger Maßnahmen regelmäßig die Situation verschlimmern, müßte jedem/r MitarbeiterIn in einem Altenheim aus Erfahrung eigentlich klar sein.

Auch wenn die Gründe für Fixierungen alter Menschen im Altenheim zunächst im wesentlichen im Bewohner selber liegen können (er gefährdet sich oder/und andere), so führen Fixierungsmaßnahmen nur zu einer Verschlimmerung der Situation für den Betroffenen, aber oft genug auch zu einer Verschlimmerung der Situation für die MitarbeiterInnen.

Andere Interventionsmöglichkeiten müssen deshalb vorrangig ausprobiert werden.

In seinem „Gutachten zur Zulässigkeit von Fixierungen" weist der ärztliche Direktor des niedersächsischen Landeskrankenhauses Lüneburg, *Dr. Lotze*, auf die dringende Notwendigkeit hin, „dem unruhigen Patienten ein motorisches Ausagieren zu ermöglichen." [20]

Auch nächtliche Unruhe ist in der Regel nicht die Umkehr des Schlaf-Wach-Rythmus, sondern im allgemeinen die Reaktion auf ermüdende Langeweile am Tag. [21]

Auch wenn in der unter Kap. VII Pkt. 5 ff. aufgeführten Befragung in den vier Aachener Altenheimen lediglich 2,7 % der Befragten angaben, daß der Personalmangel ausschlaggebend gewesen sei für Fixierungsmaßnahmen, so spielt die Zahl der Pflegekräfte auf einer Station für die Häufigkeit von Fixierungen sicherlich eine ausschlaggebende Rolle.

Wichtiger jedoch erscheint in diesem Zusammenhang die Frage nach Ausbildung und menschlicher Qualifikation der Pflegekräfte zu sein.

Die Antworten der Befragung machen hierzu deutlich, daß mit steigender Qualifikation – aber auch

---

[20] Dr. Lotze: Gutachten vom 11.05.88 für das Arbeitsgericht Hamburg, erhalten von Prof. Dr. Klie

[21] ebenda

mit steigender Berufserfahrung – das Bewußtsein, über die Fixierungen ebenfalls steigt.

Die Häufigkeit von Fixierungen ist also nicht nur abhängig von dem Krankheitsbild des Bewohners, sondern vorrangig von Anzahl, Einstellung und Wissen der MitarbeiterInnen.

Dr. Lotze zieht in seinem o. a. Gutachten folgendes Fazit: „Wichtigste Voraussetzung zur Vermeidung von Fixierungen sind ausreichend qualifiziertes Pflegepersonal und ein in Gerontopsychiatrie erfahrener Psychiater".

Globale Untersuchungen darüber, wie häufig in den bundesdeutschen Altenheimen fixiert wird, gibt es seltsamerweise nicht. Aber – so meint Hirsch:

„Es wird zuviel und zu häufig fixiert – in vielen Fällen sind Fixierungen vermeidbar." [22]

Auch scheint das Problem kein Thema für die Fachliteratur und -zeitschriften zu sein, wie Lotze anhand einer willkürlichen Auswahl der Zeitschrift „Altenpflege" festgestellt hat: In keiner dieser zehn Zeitschriften wurde das Thema Fixierungen problematisiert.

Ich kann diesen Eindruck nur bestätigen: Bei der Suche nach entsprechender Literatur, insbesondere Untersuchungen zum Thema Fixierungen, fand ich in mehreren Jahrgängen der verschiedenen Fachzeitschriften nur etwas mehr als ein halbes Dutzend Artikel.

Eine Auseinandersetzung um den therapeutischen Sinn und Zweck von Fixierungen findet nur marginal in wenigen Artikeln statt.

Dennoch kommen selbst viele Gerichte mehr denn je zu dem Ergebnis, daß Fixierungen vom Pflegeansatz her verfehlt sind .

In der Abwägung zwischen Nutzen und Schädlichkeit wird bei objektiver Betrachtung jede Fixierung gegen oder ohne die Einwilligung des Betroffenen als schädlich für den Betreuten, aber auch für das zwischenmenschliche Verhältnis „Betreuer-Betreuter" einzustufen sein.

Allein schon aus diesen Gründen kann man Fixierungsmaßnahmen bei verwirrten Menschen nur als einen durch nichts zu begründenden „thearpeutischen Unsinn" bezeichnen; da diese Menschen meistens nicht einwilligen können und auch eine Aufklärung und Beratung nur bedingt möglich ist und vom Betreffenden häufig kognitiv nicht erfaßt werden kann.

Juristisch legal ist sie nur im Rahmen der begründeten „ultima ratio".

Pflegerisch legitim ist sie nur da, wo eine akute Fremd- bzw. Selbstgefährdung droht, und da auch nur so kurz wie möglich!

---

[22] Hirsch, in: Zeitschrift für Gerontopsychologie und -psychiatrie 5/1992 S. 127 ff.

Die Nachteile bei regelmäßigen und dauerhaft angewendeten Fixierungen überwiegen in jedem Fall!

X. Handlungsalternativen

Im folgenden werde ich anhand mehrerer Punkte versuchen, Auswege aus der „Fixierungs-Sackgasse“ aufzuzeigen. Dabei kann ich jedoch vorab nur dazu ermutigen und auffordern, eigene Wege zu suchen und auszuprobieren.

Es geht mir nicht darum, Tips und Ratschläge für jedermann/frau zu geben, sondern es geht um einige grundlegende Aspekte im Umgang mit verwirrten alten Menschen, die sozusagen das Fundament darstellen sollen, von dem aus der eigene Weg geplant und angegangen werden kann.

Die erste Handlungsalternative stellt bereits die Diskussion hierüber dar!

1. Ergebnisse der Befragung

Wie bereits unter Kap. VII. Pkt. 5.3 aufgeführt, haben im Rahmen der durchgeführten Befragung in vier Aachener Altenheimen 28 (35 %) von insgesamt 80 Teilnehmern Handlungsalternativen mit meist kurzen Stichworten angegeben.

50 % der Beteiligten machten gar keine Angaben; 15 % nannten erneut Fixierungsmaßnahmen als „Alternativen“.

Von den 59 Nennungen, die Alternativvorschläge beinhalteten, wurden mit insgesamt 30 mal „Beschäftigung“ (13 x), „Gespräche“ (12 x) und „Betreuung“ (5 x) genannt.

Vorschläge, wie: „Abwechslung“, „Aufmerksamkeit“, „Ursachen suchen“, „Orientierungshilfen“, „Nähe, Kontakt“, „Angehörige einbeziehen“ und „Interessen wecken“, wurden nur je einmal genannt!

Wie bereits erwähnt, besteht bei den Nennungen bzw. Nicht-Angaben ein unmittelbarer Zusammenhang mit der Ausbildung, Fortbildung und der Dauer der Berufstätigkeit der MitarbeiterInnen.

Als Fazit läßt sich folgendes feststellen:

Die formelle Qualifikation, also die Ausbildung der Mitarbeiter, ist kein Garant für das Bewußtsein im Umgang mit der Problematik.

Dort, wo entsprechende Fortbildungsangebote wahrgenommen wurden und damit eine „materielle Qualifikation" die formelle ergänzt hat, ist das Wissen auch um Handlungsalternativen größer, es werden gezielter und durchdachtere Vorschläge gemacht.

Ein weiterer Beleg hierfür ist die Tatsache, daß die befragten MitarbeiterInnen, die länger als fünf Jahre im Beruf sind, Fixierungstatbestände eher erkannt haben als die MitarbeiterInnen, die bis zu fünf Jahre im Beruf sind.

Hieraus lassen sich zwei Konsequenzen ziehen:

Die Curricula der Fachseminare für Altenpflege müssen verstärkt auf die tatsächlich vorhandene Problematik „Fixierungen im Altenheim" eingehen, z. B. in den Fächern Recht, Berufskunde, Altenkrankenpflege und Berufsethik.

Entsprechende Fort- und Weiterbildungsangebote müssen etabliert und durch die MitarbeiterInnen wahrgenommen werden (können).

2. Wissen um die rechtliche Bedeutung

Neben der Frage „Wie gehen wir mit den unterschiedlichsten Formen der Verwirrtheit in der Altenpflege um?" taucht eine zweite ebenso wichtige Frage auf:

„Wie ist es um das rechtliche Wissen der MitarbeiterInnen bestellt?"

Bei den in der Befragung angegebenen Gründen, die zu einer Fixierung führten, waren zwei Drittel aller Angaben juristisch nicht haltbare Gründe!

Am häufigsten wurde die Angst vor „Sturzgefahr" der Bewohner (30 %) angegeben. Desweiteren: „mögliche Selbstgefährdung" (12,1 %) und „mögliche Fremdgefährdung" (6,3 %), „Personalmangel" (2,7 %) und „andere Gründe" (3,1 %) waren die weiteren Angaben. Der mit 12,1 % angegebene Grund „Wunsch des Bewohners" konnte zwar nicht konkreter hinterfragt werden, läßt aber durchaus den Schluß zu, daß hier häufig nicht genau nach dem Willen des Bewohners gefragt wurde, also mögliche Alternativen zum Fixieren nicht vorgeschlagen wurden bzw. die Einwilligung möglicherweise durch suggestives Befragen erfolgte, („das Bettgitter darf ich doch hoch machen?").

Es wäre sicherlich interessant, dies im Rahmen einer weiteren Befragung zu konkretisieren.

Ein die jeweils anstehenden Belange abwägendes Vorgehen der MitarbeiterInnen macht das Wissen um die rechtliche Bedeutung des Selbstbestimmungsrechts der (verwirrten) Heimbewohner erforderlich.

Aufklärung tut Not! Pflegenotstand ist insofern auch ein Bildungsnotstand.

Die mögliche Betroffenheit hierüber ist eine der möglichen Ansatzpunkte zur Veränderung der Situation!

Thomas Klie hat in mehreren Publikationen darauf hingewiesen, daß in Einrichtungen, in denen die rechtlichen Voraussetzungen, die für eine Fixierung erforderlich sind, diskutiert und entsprechend beachtet wurden, die Zahl der Fixierungen merklich zurückgegangen ist! [23]

---

[23] Th. Klie u.a. in: „Heimaufsicht – Praxis, Probleme und Perspektiven", 1988

vergl. auch: Wojnar im „Forschungsprojekt ‚Freiheitsentziehende Maßnahmen in Heimen'" 1991 und Lotze in „Sozialpsychiatrische Informationen" 4/1988

Die formelle Einschaltung der Gerichte ohne fachliche Abwägung und Überprüfung der Notwendigkeit einer Fixierung widerspricht umgekehrt allerdings dem Sinn und Zweck des neuen Betreuungsrechts und „führt rechtsstaatliche Schutzverfahren ad absurdum." [24]

Beide Aspekte: das Wissen um die rechtliche Bedeutung und Notwendigkeit und die fachliche Auseinandersetzung im Einzelfall sind unabdingbar und stehen im untrennbaren Zusammenhang.

Was die rechtliche Abklärung angeht, bringt es wenig, sich hierbei ausschließlich auf die Heimaufsichtsbehörden zu verlassen. „Die Heimaufsichtsbehörden behandeln Fragen der Fixierung z. T. sehr ausführlich, z. T. gar nicht". [25]

Häufig ist die Unsicherheit bei den Heimaufsichtsbehörden ebenso groß wie bei den Pflegekräften und Heimleitungen selbst:

„Wenn Bewohner fixiert wurden, wußten wir häufig selbst nicht, was zu tun ist, was es für Alternativen gibt. Wir gingen mit gemischten Gefühlen weg, nachdem uns von der Pflegedienstleitung erklärt wurde, daß es keine anderen Möglichkeiten gäbe." [26]

Selbst die zuständigen Gerichte haben in der Vergangenheit – wohl auch aus Gründen der Überlastung – mehrfach sogenannte „Vorratsbeschlüsse" gefaßt. [27]

Dennoch soll dies nicht zur Verunsicherung der Pflegekräfte beitragen, sondern die Notwendigkeit der Verknüpfung von fachlicher und rechtlicher Auseinandersetzung im Einzelfall verdeutlichen.

Durch die Einführung des neuen Betreuungsrechts wird diese Forderung seit Anfang 1992 unterstrichen.

Das Gesetz fordert zu einer interdisziplinären Auseinandersetzung zwischen Behörden, Gerichten und Institutionen auf.

Innerhalb der Institutionen ist diese interdisziplinäre Diskussion ebenso wichtig wie letztendlich unabdingbar, wenn es darum geht, das Selbstbestimmungsrecht gerade des verwirrten Heimbewohners nicht nur zu garantieren, sondern individuell zu entwickeln und damit zu erweitern.

Jeder Heimbewohner hat das Recht zur Aufrechterhaltung und Achtung seiner Eigenständigkeit und ebenso seiner Eigenarten. Diese sind nur dort eingrenzbar, wo er die grundgesetzlich geschützten Interessen anderer beeinträchtigt.

---

[24] Th. Klie, in: „Fixierungspraxis – Gefährdete Freiheit in Institutionen", in „Geriatrie Praxis" 10/1992

[25] Th. Klie in : „Heimaufsicht – Praxis, Probleme und Perspektiven" 1988, S. 130

[26] Aussage von Heimaufsichtsbehörden, in Th. Klie: „Heimaufsicht – Praxis, Probleme, Perspektiven" 1988, S. 187

[27] Th. Klie: ebenda, S. 218

Hilfreich für die Arbeit mit verwirrten alten Menschen können durchaus Checklisten sein, wie sie Klie in seinem Lehrbuch für die Altenpflege „Rechtskunde" veröffentlicht hat.[28] Hier werden neben der Diskussion möglicher präventiver Maßnahmen, Kriterien der Beobachtung des Bewohners und Einschätzungsmerkmale der Gefahren, Maßnahmevorschläge für den Einzelfall aufgeführt. Dadurch wird das differenzierte Vorgehen der PflegemitarbeiterInnen gezielt unterstützt, bevor freiheitseinschränkende Maßnahmen in Erwägung gezogen werden.

In einigen Einrichtungen gibt es „Anweisungen zur Durchführung von Fixierungen", die vor ihrer Anwendung mit den MitarbeiterInnen gemeinsam diskutiert werden sollten.

Auch mit dem Vormundschaftsgericht abgestimmte Vordrucke für „Eilmaßnahmen" können im Einzelfall hilfreich sein.

3. Veränderte Rahmenbedingungen

Bei allen guten Vor- und Ratschlägen an die in der Altenpflege Tätigen muß bedacht werden, daß die institutionellen und die strukturellen Rahmenbedingungen prägend sind und viele Veränderungen nur in Abstimmung mit der Leitungsebene möglich sind.

Heimleiter, die darauf bestehen, daß die Eingangstüre abgeschlossen bleibt, sind auch in anderer Hinsicht eher von einem fürsorglichen Zwang beherrscht!

Meist berufen sie sich auf Vorgesetzte bzw. auf ihre „Fürsorgepflicht".

Dabei sind mehrere Ebenen zu beachten:

1. Die strukturellen gesellschaftspolitischen Bedingungen
2. Die Ausbildungsituation
3. Die Rahmenbedingungen innerhalb der Einrichtungen

3. 1 Die strukturellen gesellschaftspolitischen Bedingungen der Altenpflege

Die gesellschaftspolitische Dimension ist von entscheidender Bedeutung z. B. im Hinblick auf die Personalpolitik in der Altenhilfe.

Personalschlüssel, wie sie derzeit immer noch existieren, sind in anderen europäischen Ländern längst überholt (z. B. Schweiz, Dänemark, Niederlande).

Aufgrund der allgemeinen Rezession und der Vereinigung beider deutscher Staaten wird erfahrungsgemäß im Rahmen von finanziellen Konsolidierungsmaßnahmen zu-

[28] Th. Klie: „Rechtskunde, Reihe Lehrbuch Altenpflege", 1991, S. 158 ff.

nächst im Sozialbereich gespart; dort vornehmlich bei Bevölkerungsgruppen, von denen ein Widerstand schwerlich zu erwarten sein dürfte.

So werden Beschlüsse wie die der Pflegesatzkommission beim Landschaftsverband Rheinland, die Pflegesätze in den kommenden drei Jahren um lediglich 3,4 % anzuheben (was gerademal den tariflichen Steigerungen entspricht) und Entscheidungen wie die anstehende Heimpersonalverordnung auf Bundesebene, die den Status-quo nahezu festschreibt, kaum von den direkt Betroffenen angefochten.

Es mangelt an einer entsprechenden Lobby der alten Menschen, aber auch der Pflegekräfte!

In kaum einem anderen Beruf wird man eine derart verbreitete Lethargie der Berufsinhaber feststellen können wie in der Altenpflege.

Selten, daß sich MitarbeiterInnen gegen (berufs-)politische Entscheidungen wehren.

Bei den Gewerkschaften spielt die Berufsgruppe der AltenpflegerInnen eine marginale bis vollkommen unbedeutende Rolle.

Dies wurde unter anderem 1989 bei der sogenannten ‚tariflichen Angleichung' der Altenpflege an die Krankenpflege deutlich: Zwar werden seitdem die Altenpflegekräfte nach Abschuß ihrer Ausbildung in die gleiche Gehaltsstufe (Kr. IV) eingestuft wie die Krankenpflegekräfte, die Zuschläge (Nachtdienst-, Samstags-, Sonntags-, Feiertags- und ‚Pflegezuschläge') wurden jedoch nicht angepaßt. Und während Krankenpflegekräfte bereits nach zwei Jahren ihren Bewährungsaufstieg nach Kr. V erreicht haben, dürfen Altenpflegekräfte darauf drei Jahre warten, und dies obschon die Altenpflegeausbildung *(s. Pkt. 3.2)* in vielen Bundesländern mittlerweile im theoretischen Unterrichtsteil umfassender ist als die Krankenpflegeausbildung!

Aber die gesellschaftliche Vernachlässigung und politische Abqualifizierung der Altenpflege hat seit ihrem Entstehen Mitte der 50er Jahre Tradition in der Bundesrepublik.

Während man in den 50er Jahren ‚lebenserfahrene, seelisch ausgeglichene, tatkräftige und doch gütige Pflegerinnen' suchte und die ‚typisch weiblichen Eigenschaften' als ‚unbezahlte und unbefragte Voraussetzung' ansah, urteilen heute noch Gerichte wie das Oberlandesgericht Düsseldorf (U Kar. 28/92 vom 08.06.93), daß Altenpflege ‚ausgerichtet sei an die Pflege gesunder alter Menschen', während bei der Krankenpflege der ‚Schwerpunkt auf der Pflege kranker Menschen jedes Alters' ausgerichtet sei; und aufgrund dessen hätten AltenpflegerInnen keinen Anspruch auf Verträge zur Abrechung ihrer ambulant erbrachten Pflegeleistungen im Sinne des § 132 SGB V. [29]

---

[29] s. Altenpflege 12/93, Seite 777

Wie sollen Pflegekräfte, deren Beruf von inkompetenten Gerichten und ebenso ahnungslosen Politikern immer noch bestenfalls als Appendix der Krankenpflege betrachtet wird, ein Selbstvertrauen entwickeln mit dem sie sich gegen allzu hehre Vorstellungen und Forderungen Dritter – seien es Ärzte, Heimleiter, Angehörige – wehren!

Es kann nur da gelingen, wo sich AltenpflegerInnen selbstbewußt mit ihren Kompetenzen auseinandersetzen, diese öffentlichkeitswirksam vertreten, dabei jedoch die Grenzen ihrer Tätigkeiten erkennen und einhalten lernen, sowie fachlich fundiert die Kooperation mit anderen Berufsgruppen suchen.

Gerade das anstehende Pflegeversicherungsgesetz fordert zu einer interdisziplinären Zusammenarbeit. So obliegt es nach Inkrafttreten des Gesetzes nicht mehr den Ärzten im Medizinischen Dienst alleine, die Pflegebedürftigkeit festzustellen; vielmehr ist dann die Kompetenz der Altenpflegekräfte im Begutachtungs- und Entscheidungsprozeß des Medizinischen Dienstes gefordert, was der Gesetzgeber in der amtlichen Begründung zu § 16 PflegeVG ausdrücklich betont!

„Pflegefachkräfte sind vom Medizinischen Dienst der Krankenkassen einzustellen oder im Wege von Beraterverträgen als Sachverständige zu beschäftigen", fordert der Gesetzgeber nicht nur die Kassen, sondern mittelbar auch die Pflegefachkräfte auf, sich qualifiziert ‚einzuschalten'.

3.2 Die Ausbildungssituation

Keine Berufsausbildung ist seit Jahrzehnten so vernachlässigt worden wie die der Altenpflege.

Immer noch wird die Altenpflege – entgegen allen offiziellen Behauptungen – de facto als das Stiefmütterchen der Helfer- und Pflegeberufe betrachtet.

Wie sonst kann man sich die jahrelangen Streitereien zwischen Bundesrat, Bundestag und Ministerien um eine bundeseinheitliche Altenpflegeausbildung erklären.

Die Altenpflegeausbildung unterliegt nicht direkt – wie ca. 250 andere Ausbildungsberufe – den Anforderungen nach dem Berufsbildungsgesetz (BBiG).

Während die Krankenpflegeausbildung seit 1985 bundeseinheitlich geregelt ist, haben wir es in der Altenpflegeausbildung mit 16 unterschiedlichen Ausbildungsverordnungen bzw. Landesgesetzen zu tun.

1985 hat sich zwar die Kultus- und Sozialministerkonferenz der Bundesländer auf einheitliche Rahmenbedingungen verständigt, diese stellen jedoch nur einen Minimalkonsens dar, bei dem die wichtigste Einigung die gegenseitige Anerkennung der höchst unterschiedlichen Ausbildungsordnungen darstellt.

Curriculare Grundlagen, die rechtlich abgesichert sind, gibt es nicht.

Und so ist es nicht verwunderlich, daß viele Fachseminare auch noch froh sind über einen solchen Zustand, da sie so „ihre" Unterrichtsinhalte nach eigenem Gutdünken stricken können.

Ein trauriges Resultat dieser unzureichenden Grundlagen ist die Tatsache, daß in vielen Altenpflegeschulen einerseits der Umgang mit Verwirrten thematisiert wird, andererseits völlig abstrahiert Rechtsgrundlagen vermittelt werden.

Eine sinnvolle, praxisnahe Auseinandersetzung mit dem Selbstbestimmungsrecht verwirrter alter Menschen und der Aufsichts- und Betreuungspflicht findet selten statt.

Desweiteren verlangen immer noch Fachseminare von ihren SchülerInnen im fachpraktischen Teil der Abschlußprüfungen in kompleter Verkennung der berufspolitischen und -rechtlichen Bedeutung das Legen von Kathetern, das Setzen von intramuskulären Spritzen sowie das Anlegen von Infusionen. Daß es sich hierbei um originäre ärztliche Tätigkeiten handelt und die Pflegefachkräfte ohne rechtliche Absicherung bei der Durchführung dieser Tätigkeiten geradezu kriminell handeln (Körperverletzung im Sinne des § 223 StGB), scheint die Ausbilder wenig zu interessieren bzw. ihnen gar nicht bekannt zu sein. Auch daß Pflegekräfte bei all diesen ärztlichen Tätigkeiten ein Weigerungsrecht haben (vergl. § 8 BAT) scheint weder Ausbildern noch Heimträgern bekannt zu sein.

Wen wundert es da, daß Pflegekräfte – derart unreflektiert ausgebildet – später in ihrer Berufspraxis ständig gegen das Selbstbestimmungsrecht von Bewohnern und ebenso gegen die Prinzipien des Delegationsrechts verstoßen!

Wenn Altenheime derartige Tätigkeiten von ihren MitarbeiterInnen verlangen und diese bereit sind, sie durchzuführen, dann sollten sie die Durchführung dieser Tätigkeiten, wie im übrigen alle weiteren behandlungspflegerischen Maßnahmen auch, mit den zuständigen Krankenkassen auf der Grundlage der §§ 37 und 132 SGB V abrechnen. Aber hier scheint die Bequemlichkeit der Heimträger (noch) zu überwiegen: Warum sich mit den Krankenkassen streiten, wenn die Bewohner doch über den Sozialhilfeträger ihre Pflegesätze bezahlen.

Die selbständige und eigenverantwortliche Betreuung und Pflege alter Menschen (§ 1 APO-Altenpfl. NRW) verlangt Zivilcourage von AltenpflegerInnen gegenüber Arbeitgebern, Trägern, Ärzten, Krankenkassen, Behörden und politischen Vertretern.

Dabei ist auf fachlich-fundierte Kooperation im Sinne der eigenen beruflichen Interessen und im Sinne der Bewohnerinteressen zu setzen.

3.3 Die Rahmenbedingungen innerhalb der Einrichtungen

Vor dem Hintergrund fehlenden (qualifizierten) Personals und der anschließend beschriebenen Bewohnerstruktur in den Heimen scheinen viele „Therapie-Konzepte" bzw. „neue Wege in der Altenpflege" wie eine Forderung nach der Quadratur des Kreises!

Die Heime selber leiden unter fünf entscheidenden Veränderungen in ihrer Bewohnerstruktur:

1. das Einzugsalter der Heimbewohner wird ständig höher (was gesetzlich u. a. durch § 3a BSHG ja auch gewollt ist),
2. die Pflegebedürftigkeit der Bewohner nimmt rapide zu,
3. es ziehen verstärkt gerontopsychiatrisch veränderte, verwirrte alte Menschen ein,
4. die Aufenthaltszeit der im Heim lebenden Menschen wird kürzer (1989 durchschnittlich 22 Monate in Pflegeheimen),
5. der Anteil der Sterbenden steigt infolgedessen ebenfalls an.

Diese bereits im vollen Umfang stattfindenden Veränderungen werden gesellschaftspolitisch zwar zur Kenntnis genommen, nötige Konsequenzen werden jedoch keine gezogen!

Die Folgen für die MitarbeiterInnen und die Einrichtungen selbst sind dementsprechend problematisch bis katastrophal.

Auf den unmittelbaren Zusammenhang zwischen Überlastung des Personals und der Einschränkung des Selbstbestimmungsrechts habe ich hier bereits mehrfach hingewiesen.

Heimleitungen sind mit diesen Entwicklungen und dem politischen Stillstand überfordert. Dies gilt insbesondere da, wo die Leitungsfunktion von Personen wahrgenommen wird, deren materielle Qualifikation mehr als fragwürdig erscheint.

„Der Fisch stinkt vom Kopf her!" Heim- und PflegegruppenleiterInnen, die nicht über die nötige Kompetenz verfügen, schaffen sich häufig die zu dieser fehlenden Kompetenz gehörenden Strukturen in ihren Häusern.

Qualifiziertes Personal hat da oft keine Chance zur Veränderung. Frustration und hohe Fluktuation sind die Folgen.

Mit der anstehenden AltenpflegehelferInnen-Ausbildung wird in solchen Einrichtungen noch fleißig Öl ins Feuer der Inkompetenz gegossen!

Dennoch verlangt die eigenverantwortliche und selbständige Durchführung der Pflegearbeit (§ 1 APO-Altenpfl. NRW), daß sich die MitarbeiterInnen organisieren und diese Mißstände beheben; zumindest jedoch in ihren Gruppen („Stationen") versuchen sollten, Rahmenbedingungen zu schaffen, die einen anderen Umgang mit Verwirrten und ihrem Recht auf Selbstbestimmung möglich machen.

Eine „alternative Nische" innerhalb einer Einrichtung kann die Keimzelle für globale Veränderungen darstellen.

Reflexion der eigenen Arbeit ist dabei der erste Schritt zur Veränderung.

In einem Aachener Altenheim hat dies z. B. dazu geführt, daß Heimleitung, Pflegemitarbeiter und die Bewohner „ihren eigenen Umbau" planten und nun realisieren!

Die Grundvoraussetzung hierfür war allerdings durch die offene Diskussionskultur, die Heimleitung, Mitarbeiter und Bewohner über Jahre hinweg im Miteinander geprägt und erarbeitet haben, äußerst günstig.

Krankmachende Umwelt- und Wohnbedingungen können so umgestaltet werden, ohne kostenintensive und publikumswirksame (aber in der Regel unvernünftige) Neubaumaßnahmen angehen zu müssen.

Innerhalb der Gruppen gilt es, soweit wie möglich ein geplantes, abgestimmtes und zielgerichtetes Arbeiten zu etablieren.

Unterschiedliche Arbeitsstile (nicht unterschiedliche Persönlichkeitsstile) tragen oft zu einer Verstärkung von Verwirrtheitszuständen bei oder lassen aus dem anfänglichen „Durchgangssyndrom" nach einem Heimeinzug einen dauerhaften Verwirrtheitszustand werden.

Es geht also nicht darum, die individuellen Ansätze der einzelnen Mitarbeiter „gleichzuschalten", so daß jede/r Kollege/in tagtäglich mit dem gleichen freundlichen Lächeln das Zimmer eines Bewohners betritt und die gleichen freundlichen Worte säuselt; sondern es geht darum, die Pflegearbeit nicht zu einer Routine werden zu lassen, bei der der Mitarbeiter X. den Bewohner A. im Bett wäscht, während die Kollegin Y. dies als zu schwer empfindet und den gleichen Bewohner am Waschbecken wäscht. Ein solches unabgesprochenes Arbeiten hat mit „Abwechslung" wenig zu tun, es verstärkt bestenfalls den Eindruck des Bewohners A., das „hier eh' alles drunter und drüber geht". Schlimmstenfalls jedoch trägt es zu seiner Abhängigkeit bei, macht ihn unselbständig und verwirrt ihn vollkommen.

Die Pflegefachkräfte in den Altenheimen sollten jedoch nicht nur darauf bedacht sein, ihr Verhalten den – verwirrten – BewohnerInnen gegenüber zu reflektieren, sondern ebenso darauf die strukurellen Rahmenbedingungen ihrer Einrichtung kritisch zu hinterfragen.

In diesem Zusammenhang stellt sich u. a. die Frage, ob es Sinn macht, jedem Heimbewohner den gleichen Heimvertrag anzubieten. Warum gehen die Träger nicht endlich dazu über, als Dienstleistungsunternehmen Verträge anzubieten, die den individuellen Bedürfnissen des ‚Kunden Heimbewohners' entsprechen?

Anstatt einen in vieler Hinsicht überversorgten Arbeitsauftrag aus Standard-Heimverträgen an die PflegemitarbeiterInnen weiterzugeben, sollten Träger, Heimleitungen und Pflegefachkräfte Heimverträge anbieten, die das vertraglich zusichern, was der Kunde Heimbewohner wünscht.

Danach hat sich dann auch das vertraglich geschuldete Angebot an fachlicher Pflege und Betreuung zu orientieren und natürlich auch die vom Heimbewohner zu entrichtende Bezahlung.

Es kann nicht weiter angehen, daß entweder Bewohner, weil sie in einer von vier Pflegestufen eingestuft wurden für Leistungen bezahlen, die sie gar nicht brauchen; oder umgekehrt Pflegekräfte Leistungen – vertraglich bedingt – erbringen sollen, die überflüssig sind.

Ein derart bewohnerorientiertes neues Verfahren mag in seiner Einführungsphase Mehrarbeit für alle Beteiligten bedeuten (auch für den Heimbewohner!). Die Transparenz des Angebots und die (haftungs-) rechtliche Absicherung der Pflegekräfte wird hierdurch jedoch mittel- bis langfristig erheblich verbessert.

Ebenso wie national und regional ein erheblicher Bedarf an der Entwicklung von Pflegestandards besteht, besteht diese Notwendigkeit genauso innerhalb der Binnenstruktur der Altenheime. Hier gilt es, ein stimmiges Preis-Leistungs-Verhältnis auf der Grundlage von qualifizierten Pflegestandards zu entwikkeln.

Hierbei müssen dann auch Fragen der Betreuungs- und Aufsichtspflicht gegenüber verwirrten HeimbewohnerInnen verbindlich geregelt werden.

Nicht jeder schwerpflegebedürftige Heimbewohner bedarf dann – wie es heute noch allzu häufig gehandhabt wird – der ständigen Aufsicht durch das Pflegepersonal.

Wollen wir als Pflegefachkräfte einen Weg aus dem fixierten Dilemma finden, dann gilt es, unsere Kompetenz nicht nur innerhalb der Altenheime, sondern ebenso auf allen relevanten gesellschaftspolitischen Ebenen deutlich werden zu lassen!

Den Druck, den wir ‚von oben' durch eingeengte Stellenpläne, inkompetente Träger und Heimleiter und unzureichende gesetzliche und vertragliche Grundlagen erfahren, dürfen wir nicht ‚nach unten' auf die HeimbewohnerInnen weitergeben. Es geht darum, endlich aus dem ‚Hamster-Laufrad des grenzenlosen Dienens' auszusteigen, anstatt den Teufelskreislauf noch weiter zu beschleunigen!

4. Grenzen erkennen und ehrlich benennen

Heimträgern, Leitungen und Pflegekräften wird trotz sich dramatisch verschlechternden Rahmenbedingungen geradezu täglich mehr abverlangt.

Altenpflege scheint ein Moloch zu sein, indem immer mehr (nicht nur finanziell) investiert wird, ohne daß sich die Qualität der Arbeit und die Zufriedenheit von Bewohnern und Pflegekräften grundlegend verbessert.

Umso wichtiger ist es, individuelle und strukturelle Grenzen zu erkennen und sie zu benennen.

Zu den individuellen Grenzen, die es hier zu beachten gilt, zählen vorallem die eigenen Ressourcen und Kräfte der PflegemitarbeiterInnen.

Sie sind es, die oft genug drei bis vier Wochen ununterbrochen ,Dienst schieben', die ihren Spätdienst um 21.00 Uhr beenden, um dann um 6.30 Uhr wieder 'auf Station' zu sein; entgegen allen Arbeitszeitregelungen.

Ihre Wochenenden werden dienstplanmässig erfaßt und verplant. Sie ,springen' vom Früh- in den Spät- oder Nachtdienst und wieder zurück. Ihre Familien sind mit ihnen gemeinsam die Leidtragenden eines ausufernden Personalmangels, der in anderen Berufsgruppen in seinen negativen Auswirkungen seines Gleichen sucht.

Es ist nicht fünf vor zwölf, auch nicht zwölf; es ist bereits fünf nach zwölf!

Kurz und gut: es ist die überfällige Zeit, *Nein* zu sagen!

Nicht global, auch nicht willkürlich, sondern überlegt, durchdacht und vor allem kompetent!

Das Burn-Out-Syndrom [30] ist in der Altenpflege kein Rand- oder Einzelthema mehr, es steht vielmehr täglich auf der Tagesordnung der Einrichtungen.

Dabei bedienen sich die einzelnen Mitarbeiter der unterschiedlichen Methoden.

Am weitestens verbreitet in der mittleren Führungsebene sind wohl die „Bagatellisierungs-Methode" (,Es ist doch gar nicht so schlimm, wir werden das gemeinsam schon durchhalten') und die „Sparschwein-Methode" (,Ab morgen wird alles besser, wenn erstmal der Streß von heute vorbei ist').

Bei den Pflegemitarbeitern haben die „Gefängnis-Methode" (,Ich habe keine Möglichkeit, dagegen etwas zu tun') und die „Schwarze-

[30] Der folgende Abschnitt basiert auf dem sehr zu empfehlenden Buch von U. Ruthmann „Aggression und Gewalt im Altenheim", 1993.

Humor-Methode" (,Diese Alten sind doch alle wie die Kinder, die kann ich doch nicht mehr für voll nehmen') Hochkonjunktur.

Aber auch der „Durchhalte-Appell" (,Ich muß mich zusammenreißen') ist eine der heiß begehrten Methoden, die unweigerlich zum seelischen und körperlichen Raubbau führen.

Wie schwer sich AltenpflegerInnen mit einer ehrlichen Auseinandersetzung in Sachen ,Burn-Out' tun, konnte ich eindrucksvoll auf einem Seminar zum Thema „Gewalt in der Pflege" mit angehenden Altenpflegekräften erleben.

Neben zehn Scheinlösungen im Umgang mit Überforderungssymptomen, habe ich auch sechs reale Lösungsmöglichkeiten in Form von Zitaten zur Auswahl angeboten, ohne jedoch dabei anzugeben, daß es sich nicht um Schein-, sondern um realistische Lösungsansätze handelt.

Für den Ausspruch „Das macht doch alles keinen Spaß mehr, ich will Spaß bei meiner Arbeit" konnte sich von 23 Anwesenden nur einer entscheiden.

Die anderen lehnten eine solche Sichtweise der Pflegearbeit kategorisch ab.

Dabei spielt die hinter diesem Ausspruch stehende Selbstpflege eine wesentliche Bedeutung in der Auseinandersetzung mit den eigenen – überschrittenen – Grenzen.

Auftanken ist dann am besten, wenn es lustvoll ist!

Gerade für PflegemitarbeiterInnen ist es wichtig, darauf zu achten, daß sie außerhalb, aber auch innerhalb ihrer Arbeit Spaß und Freude erleben.

Sich eine lustvolle Lebensführung anzueignenen kann von daher nur die Kreativität in der Arbeit und die Chance zur Entspannung außerhalb der Arbeit fördern.

Selten kann eine trivial wirkende Frage, wie: „Was macht mir eigentlich Spaß, und wie erhalte ich mir diesen Spaß?", eine so wichtige Auseinandersetzung sein wie in der Altenpflege.

Die Entwicklung zum ,Ausbrennen' braucht Zeit – ebenso die Bewältigung dieses Ausbrennens. Das Ausspannen allein reicht dabei nicht. Vielmehr bedarf es eines Lernens von Maßnahmen, die der Selbstpflege dienlich sind.

Hierzu gehört auch die kritische Auseinandersetzung mit der eigenen und der vorgegebenen Arbeitsorganisation: „Ist die so, wie ich sie brauche und für sinnvoll erachte. Wenn nicht, was kann ich ändern?"

Nicht nur die Diskussion über die Bewohner ist deshalb bei Teamgesprächen wichtig, sondern in vieler Hinsicht wichtiger ist das Gespräch über die eigene Situation ,auf Station'.

Gemeinsam sollte hier nach Möglichkeiten gesucht werden, wo und wie man sich unausgesprochenen wie manifesten Erwartungen, die man nicht erfüllen kann, an geeigneter Stelle widersetzen kann. Dies muß nicht aggressiv, sondern kann durchaus moderat, aber sollte begründet erfolgen.

Die wichtigste aller realistischen Lösungsansätze im Umgang mit dem Burn-Out-Syndrom stellt jedoch die ‚Realitätsorientierung' dar. Nein: nicht die Realitätsorientierung der verwirrten Heimbewohner ist gemeint, sondern die der Pflegekräfte!

Gemeint ist damit zunächst das ehrliche Erkennen der Ausbrenn-Symptome: Müdigkeit, Schlaflosigkeit, Lustlosigkeit, Ängste, Schwächeanfälle, dauerhaftes Arbeiten bei schlechter werdender Effektivität usw.

Realitätsorientierung heißt in diesem Sinne für AltenpflegerInnen nicht nur, sich selber über seine Situation klar zu werden, sondern es heißt genauso ehrlich damit umzugehen, nach außen nichts zu vertuschen und Kollegen wie Vorgesetzten ehrlich zu sagen. „Ich kann nicht mehr!"

Eine Gefahr liegt jedoch darin, monatelang mit falschen Erklärungen zu operieren: Grippewelle, Vitaminmangel, private Schwierigkeiten (woher kommen die denn?) ehe man mal realisiert, daß es eine unumstrittene und unumgängliche Ursache gibt, mit der ehrlich und unverzerrt umzugehen ist.

Auch außerhalb des Berufes ist es gerade für Pflegekräfte wichtig, Abstand zu gewinnen. Meistens ist der Freudeskreis eines/r AltenpflegerIn identisch mit dem Kollegenkreis. Auch werden BewohnerInnen nicht selten mit nach Hause genommen. Wie ist eine gesunde Distanz da noch möglich?

Ich kenne keinen Arzt, der seine Patienten und auch keinen Verwaltungsangestellten oder Rechtsanwalt, der seine Klienten mit nach Hause nimmt.

Wenn sich die Eingangstüre des Altenheims hinter sich schließt, sollte tatsächlich Feierabend und Ende der Dienstzeit sein!

Personale Gewalt zwischen Pflegenden und Heimbewohnern und umgekehrt hat häufig eine Ursache in dem Überschreiten struktureller Grenzen der Einrichtungen.

Es obliegt der Organisationsverantwortung der Träger und der Führungsverantwortung der Heimleiter, die Grenzen ihrer Einrichtung klar und deutlich zu benennen.

Altenheime sind kein Ersatz-Zuhause, sie sind aber auch keine Landeskrankenhäuser für psychisch kranke Menschen.

Gerade letzteres wird von den Trägern und Heimleitungen oft verkannt. Immer mehr nicht nur geriatrische erkrankte, sondern vor allem geronto-psychiatrisch erkrankte alte Menschen werden in den Altenheimen aufgenommen, ohne daß die nötigen qualitativen Personalressourcen vorhanden sind. Es mangelt an Pflegekräften mit geronto-psychiatrischer Zusatzqualifiaktion!

Die Schere zwischen den steigenden Anforderungen und den vorhandenen Möglichkeiten klafft immer weiter auseinander, ohne daß die veranwortlichen Träger, insbesondere die Wohlfahrtsverbände, hiergegen etwas unternehmen.

Es scheint, als haben die Träger-Mitglieder der Pflegesatzkommissionen die Argumentation der (Finanz-)Politiker und Kämmerer bereits im vorauseilenden Gehorsam verinnerlicht, als seien sie nicht mehr in der Lage, die katastrophalen personellen Rahmenbedingungen argumentativ dem Kürzungsbegehren der Leistungsträger entgegenzusetzen.

Wie sonst ist es erklärbar, daß sich die Berechnungsgrundlage der Pflegeschlüssel nunmehr seit 25 Jahren nicht verändert hat, wenn auch graduell immer wieder Anpassungen erfolgt sind.

Diese Minimalanpassungen konnten jedoch weder im stationären noch im ambulanten Bereich die durch die Jahresarbeitszeit-Verkürzung und durch die steigende Zahl schwerpflegebedürftiger alter Menschen entstandenen Defizite auch nur ansatzweise kompensieren.

So ist z. B. im ambulanten Bereich das Arbeitszeitbudget aller Pflegekräfte bezogen auf die Anzahl der über 85-jährigen in den vergangenen 20 Jahren um ein Drittel gesunken. Im stationären Bereich mit seinen (unter Pkt. 3.3) geschilderten gravierenden Bewohnerstrukturveränderungen ist das pro Bewohner zur Verfügung stehende Arbeitszeitvolumen um gerademal 22 Minuten pro Tag gestiegen.

Bei solchen „Fortschritten" hätten Gewerbe- und Industriebetriebe längst Konkurs angemeldet. Die Altenheime müssen weiter arbeiten. Wie lange noch?

Insbesondere vor diesem Hintergrund sollten Leitungen und PflegemitarbeiterInnen gemeinsam überlegen: was müssen, was können und was wollen wir noch anbieten, um eine fachgerechte Pflege und Betreuung zu gewährleisten.

Dort, wo dieser Anspruch nicht mehr realisiert werden kann, sollten die Leistungsträger (überörtliche Sozialhilfeträger, ab 1996: die Pflegekassen) ultimativ darüber informiert werden, daß die bislang erbrachten Leistungen für die Bewohner nicht mehr erbracht werden können. Die Wohlfahrtsverbände können hierbei unter Beweis stellen, daß sie sehr wohl die Interessen ihrer Angestellten und ihrer Heimbewohner vertreten und in den zuständigen Gremien sowie landes- wie bundespolitisch die entsprechenden Forderungen der Heime transferieren und unterstützen.

5. Umgang mit der „ultima ratio" in der Praxis

Der Umgang mit der „ultima ratio" gestaltet sich in der Praxis und mit Bezug auf konkrete Situationen häufig schwierig.

Es ist vielen Pflegekräften unklar, wie sie sich in konkreten Situationen verhalten können.

Auch wenn es schwer ist, auf individuelle Problemstellungen eine allgemeinverbindliche Antwort zu geben, so kann man dennoch auf eine „Richtschnur", eine „Checkliste" verweisen.

Ich werde dies im folgenden versuchen. Die hierbei aufgestellten Fragen sind natürlich nicht in jedem Einzelfall anwendbar und auf jede Situation übertragbar. Dennoch sollen sie ein sicheres Fundament als Handlungsstrategie darstellen, von dem aus in der alltäglichen Praxis agiert werden kann.

„Ultima ratio", das bedeutet allgemein: „letztes, äußeres Mittel, das zur Anwendung kommt".

Für den Pflegealltag gilt demzufolge:

Freiheitsbeschränkungen, aber insbesondere Freiheitsentziehungen und Freiheitsberaubungen stellen das letzte anwendbar Mittel dar, um einen Heimbewohner vor sich selbst oder der Gefährdung eines anderen zu schützen!

Demzufolge hat die Pflegekraft nachweisbar (dokumentiert!), alle anderen – fachlich gebotenen – Maßnahmen der Pflege und Betreuung in Anwendung zu bringen.

Selbst bei der Anwendung von kurzzeitigen und einmaligen freiheitsbeschränkenden Maßnahmen, wie z. B. der Hinderung eines Bewohners an der Veränderung seines Aufenthaltsortes, müssen PflegemitarbeiterInnen alle anderen Möglichkeiten ausgeschöpft haben, bevor sie zu derartigen Mitteln greifen (dürfen).

Die folgende „Checkliste" soll eine Hilfestellung im nicht immer ganz einfachen Pflegealltag darstellen:

a. Pflegende müssen sich fragen: „Haben wir die Ursachen einer vorliegenden Verwirrtheit untersuchen lassen und erkannt"? *(vergl. hierzu Pkt.f)*

b. Pflegende müssen lernen abzuwägen zwischen dem zu schützenden und dem beeinträchtigten Gut *(vergl. hierzu u. a. Pkt. e)*.

Das zu schützende Gut kann die körperliche Unversehrtheit eines Bewohners sein, das beeinträchtigte Gut, die Selbstbestimmung und die Freiheitsrechte eines anderen Bewohners, der den ersten Bewohner in einem Konflikt anzugreifen versucht.

c. Pflegekräfte müssen beobachten können:

   Ist der Konflikt (z. B. zwischen zwei Bewohnern) oder die Gefahr (der Selbst- oder fremdschädigung) so groß, daß sie erheblich ist?

Alte Menschen – auch Verwirrte, haben ein Recht auf Streit, ein Recht auf Konflikt und Auseinandersetzung. Dies gilt selbst dann, wenn ihre Konfliktfähigkeit reduziert ist!

d. Pflegekräfte müssen überprüfen: „Haben wir im Rahmen unserer Arbeit das realisiert, was fachgerechte Pflege und Betreuung heißt?"

Das bedeutet insbesondere: „Sind wir auf die individuellen Bedürfnisse des Bewohners eingegangen? Haben wir nach Möglichkeiten gesucht, Alternativen anzubieten? Haben wir den „institutionellen Rahmen" ausgeschöpft; also: das, was unsere Einrichtung – auch laut Heimvertrag – anbieten kann?"

e. Pflegekräfte müssen (sich und die Leitung) fragen:
   „Sind wir rechtlich abgesichert?"

   „Was passiert, wenn etwas passiert?"

   „Wer übernimmt welche Haftung?"

f. Pflegekräfte sollten vorbeugen: „Wie verwirrt ist der Bewohner"?

   „Was ist an Ressourcen vorhanden?"

   „Kann der Bewohner im vollen Umfang Gefahren erkennen?"

   „In welchen Bereichen ist seine Einwilligungsfähigkeit reduziert?"

   „Wo müssen wir auf den „mutmaßlichen" Willen abstellen?"

g. Pflegekräfte sollten wissen, wie weit sie gehen dürfen:

   „Dürfen wir Herrn Müller daran hindern, das Haus zu verlassen?"

Nicht nur die rechtliche Absicherung (Haftpflichtversicherung, vormundschaftsgerichtliche Genehmigung) ist von Bedeutung, sondern ebenso muß die fachliche Notwendigkeit von freiheitsbeschränkenden und -entziehenden Maßnahmen begründet sein!

h. Pflegekräfte dürfen nicht die Folgen von freiheitsbeschränkenden und -entziehenden Maßnahmen für den Bewohner unterschätzen!

In der Regel handelt es sich bei Fixierungsmaßnahmen um „therapeutischen Unsinn", der durch eine fachliche Pflege nicht (mehr) zu rechtfertigen ist.

Der Schaden im Vertrauensverhältnis zwischen dem Bewohner und den Pflegekräften ist größer als der vermeintliche „Nutzen".

Bei jeder Freiheitsbeschränkung sollte deshalb nach ihrem eigentlichen Sinn und Zweck gefragt werden.

Werden Fixierungsmaßnahmen „zum Wohle des Bewohners" angewendet oder mehr zu unserem „eigenen Wohlergehen"?

Soll der Bewohner „ruhig" sein (wenn ja warum); oder wollen wir „unsere Ruhe".

Im letzteren Fall liegt es wohl näher über die in Pkt. 3 angesprochenen veränderten Rahmenbedingungen bzw. über Verarbeitungsmöglichkeiten und Streßbewältigung nachzudenken.

Die Praxis zeigt: Fixieren schafft Streß – nicht nur für den fixierten Bewohner!

6. Vier grundlegende menschliche Eigenschaften im Umgang mit Verwirrten

Im folgenden möchte ich kurz vier entscheidende menschliche Eigenschaften, die jede Pflegekraft besitzen oder sich aneignen sollte beschreiben.

Diese Darstellung soll zur Diskussion und (Selbst-)Reflexion der Pflegearbeit beitragen.

Es handelt sich um folgende Eigenschaften:

- Empathie,
- Flexibilität,
- Phantasie,
- die Fähigkeit, abwägen und entscheiden zu können.

Empathie meint die Bereitschaft und Fähigkeit, sich in die Einstellung und Lebenswelt eines anderen einfühlen zu können.

Nicht gemeint ist damit, sich unter Aufgabe seines eigenen Ichs, seiner eigenen Identität permanent in andere hineinzuversetzen.

Für die Altenpflege ist es unabdingbar, sich zeitweise mit dem Gedanken auseinanderzusetzen, selber alt und abhängig von anderen sein zu können bzw. zu hinterfragen: Geht es dem Bewohner gut? Entspricht das, was wir ihm anbieten an Betreuung und Pflege seinen Bedürfnissen, oder möchte er eigentlich etwas anderes?

Es ist wichtig, gegenseitige Erwartungen abzuklären:

Was möchte Herr Meyer von uns?

Was möchten wir von Herrn Meyer?

Ebenso wichtig ist es, Grenzen aufzuzeigen und zu begründen. Nicht jeder Bewohner kann sich mit all' seinen Eigenarten im Heimleben integrieren.

Die Belange, Bedürfnisse und Wünsche anderer Bewohner sind gleichrangig.

Empathie meint gerade im Umgang mit Verwirrten zum einen, die o. g. Fragen zu stellen, zum anderen ständig nach Kompromissen zu suchen.

Nicht alles ist in der Institution Altenheim erfüllbar. So bleiben z. B. sexuelle Bedürfnisse der Bewohner häufig unausgesprochen und unbedacht auf der Strecke.

Kompromisse suchen heißt, nach Wegen suchen, die insbesondere dem Verwirrten Möglichkeiten bieten, beispielsweise seine Bewegungsunruhe auszuagieren *(s. dazu Pkt. 7 und 8).*

Flexibilität bedeutet: beweglich zu sein, nicht zu erstarren in einer erstickenden Alltagsroutine. Es bedeutet für den Umgang mit Verwirrten, jeden Tag aufs neue auf unterschiedliche Gegebenheiten einzugehen, ohne damit die bislang gemachten Erfahrungen als Nonplus ultra zu betrachten. Es bedeutet vor allem, die Bereitschaft des Hinzulernens und das Bedürfnis nach neuen Erfahrungen.

Herr Schmitz, der sich gestern noch sehr gerne am Waschbecken hat waschen lassen, will dies heute überhaupt nicht.

Flexibilität verlangt auch, einen Blick auf das eigene Leben zu werfen: Wollen wir selbst auch jeden Tag dasselbe und das auch noch in der gleichen Reihenfolge wie am Vortag?

Phantasie bedeutet Einfallsreichtum, die Kraft der Vorstellung. Sich etwas neues auszudenken und es auszuprobieren. Hierbei bietet sich die jeweilige Biographie des Bewohners (sofern sie vorhanden und bekannt ist) als ein nahezu unerschöpflicher Fundus an, auf dem jeder Tag aufgebaut werden kann. Wo keine Phantasie ist, da stirbt das Leben, da sind auch Menschen tot, bevor sie sterben.

Die Fähigkeit abzuwägen und zu entscheiden ist eine wichtige Voraussetzung der gesamten Pflegearbeit. Gerade in Konflikt- und Krisensituation ist sie gefordert.

Leider handeln Pflegende oft ausschließlich intuitiv, das diskursive Denken und Handeln kommt dabei zu kurz.

Dabei ist es insbesondere im Umgang mit Verwirrten wichtig, bei akuter Fremd- oder Eigengefährdung abzuwägen zwischen seinem Recht auf Selbstbestimmung und dem Recht auf Unversehrtheit (des anderen).

Die Abwägung geht der Entscheidung voraus!

Bei zahlreichen Entscheidungen habe ich in der eigenen Praxis erlebt, daß Pflegende in erheblichen Legitimationsengpaß geraten, wenn sie sachlich fundiert erklären sollen, warum sie so und nicht anders entschieden haben. Die Abwägung wird dann sozusagen „nachgeschoben" und dient nur noch der

Legitimation des eigenen – unreflektierten – Handelns.

Schnell passiert dann das, was in Kap. IX als „Alarmsignale" beschrieben steht: Verleugnung, Verdrängung und vor allem: Umdeutung der realen Situation.

Einmal auf diesem „Trip" sind solche Pflegenden schwerlich in der Alltagsarbeit hiervon abzubringen.

Kritische und verstehende Mitarbeiter und Kollegen sind das beste „Heilmittel" dagegen.

Ergänzen möchte ich diese erlernbaren Eigenschaften noch um einen weiteren Aspekt, der eine schillernde zweideutige Geltung im Umgang mit Verwirrten hat: dem „drüber Lachen können".

Vielerorts herrscht diesbezüglich eine allzu moralisierende „Heiterkeits-Sterilität":

„Über Verwirrte lacht man nicht!"

In anderen Einrichtungen herrscht das Gegenteil vor: Es wird nicht über die eine oder andere Situationskomik gelacht, sondern der Verwirrte wird ausgelacht.

Mit „drüber lachen können" meine ich weder das eine noch das andere!

Verschiedene Verhaltensweisen verwirrter alter Menschen beinhalten eine in der Tat sehr „komische" Ironie. Sie verhalten sich paradox, jedenfalls anders, als es in der ach so „normalen Welt" sonst der Fall ist.

Hierüber zu lachen – womöglich gemeinsam mit dem Verwirrten – hat für beide oft einen befreienden Gesichtspunkt. Es löst gegenseitige Spannungen und verhilft mitunter zu einem besseren Zugang in die verrückte Welt des Verwirrten.

Wer dies nicht ausprobiert hat und nicht erfahren hat, sollte sich hierauf einlassen.

(Er kann dann immer noch „still und heimlich in sich hinein schmunzeln", wenn's ihm besser bekommt!)

Diese Form der „Streßbewältigung" hat jedoch nichts mit dem entmutigenden und erniedrigenden Auslachen zu tun. Hier baut die Pflegekraft zwar vordergründig auch Streß ab, allerdings auf eine ausgesprochen unproduktive und wenig kreative Art, die dazu führt, daß die Gräben zwischen ihr und dem Verwirrten eher tiefer werden, als daß sich eine Brücke in die Ver-rücktheit finden läßt.

7. Ursachen abklären

Jeder dritte Bewohner reagiert auf den in der Regel unvorbereiteten Heimeinzug mit Verwirrtheits–zuständen, die schnell zur dauerhaften Verwirrtheit werden, wenn nicht nach den – vielfach naheliegenden – Ursachen gesucht wird.

Der plötzliche, unvorbereitete Heimeinzug stellt einen der wesentlichen Gründe eines sogenannten „Durchgangssyndroms" dar. Die neue ungewohnte und ungewollte Umgebung verwirrt den alten Menschen.

Man kann sich selbst mal fragen, wie man sich fühlt, wenn man ein Hotelzimmer gebucht hat und dann erfährt, daß dieses belegt ist und als – unumgängliche Alternative – ein Doppelzimmer angeboten bekommt, das bereits von einem fremden Menschen bewohnt wird.

Für den neuen Heimbewohner (53 % der Pflegeheim-Bewohner kommen direkt aus dem Krankenhaus) ist die Situation um ein vielfaches schlimmer, da der alte Ruf der Altenheime ‚Endstation', letzter Aufenthaltsort zu sein für die meisten älteren Menschen schnell zur knallharten Realität wird.

Zwar leben nur 4 % aller alten Menschen in „Sonderwohnformen"; diese Zahl birgt jedoch einen trügerischen Fehlschluß in sich: Jede vierte Frau und jeder zehnte Mann lebt irgendwann innerhalb seines Lebens in einem Alten(pflege)heim: in der Regel im letzten Lebensabschnitt.

Anhand eines Fragekatalogs sollten deshalb die Ursachen einer Verwirrtheit baldmöglichst abgeklärt werden. Hierbei sind somatische Gründe – durch bisherige bzw. noch zu erstellende Diagnosen auszuschließen.

Folgende Vorgehensweise empfiehlt sich bei der Abklärung möglicher Ursachen [31]:

1. Liegt eine akute oder eine vorübergehende Verwirrtheit vor?
2. Führen körperliche oder psychische Faktoren zur Verwirrtheit?
   - Sauerstoffmangel des Gehirns
   - Hirnstoffwechselstörungen
   - Hirnerkrankungen
   - Wahrnehmungsstörungen (Seh- oder Hörbehinderungen)
   - körperliche Beeinträchtigungen (Inkontinenz)
   - Ausscheidungsschwierigkeiten (Stuhl-, Harndrang, Verstopfung)
   - Schlafstörungen
   - Schmerzen
   - Beeinträchtigung der Berührungsempfindung
   - psychische Erkrankungen
3. Welche Medikamente erhält der Bewohner?
4. Sind die Medikamente aufeinander abgestimmt (Neben-, Wechselwirkungen)?

[31] In Anlehnung an eine Arbeitshilfe des Ministeriums für Arbeit, Gesundheit, Familie und Frauen, Baden-Württemberg 09/1991

5. Hat der Bewohner ausreichend Bewegung?
6. Rollenverlust
7. Kann der Bewohner seine individuellen Bedürfnisse befriedigen?
8. Fühlt sich der Bewohner einsam oder verlassen?
9. Zieht sich der Bewohner zurück, warum?
10. Inwieweit belastet ihn die (neue) Heimsituation?
11. Entspricht die Ernährung seinen Bedürfnissen?
12. Trinkt der Bewohner genug?
13. Wie sieht die familiäre Situation aus, welche Belastungen gibt es?
14. Beeinträchtigt die Raumsituation den Bewohner?
15. Hat der Bewohner Angst (durch falsche Wahrnehmung der Situation)?
16. Inwiefern bestimmen Eigenarten und Charaktermerkmale sein Verhalten?

Dabei sollten Pflegekräfte bei der Abklärung dieser möglichen Ursachen behutsam vorgehen. Im Vordergrund steht das Wohlbefinden des Bewohners und nicht die möglichst zügige Abklärung aller Fakten oder Fragen!

„Pflege-Diagnose" kann auch zu einem weiteren Streß- und Verwirrtheitsfaktor werden, wenn keine fachgerechte Abwägung der Belange erfolgt.

8. Eigenarten alter Menschen als Ansatzpunkte einer individuellen Pflege

In der Altenpflege wird in den letzten Jahren sehr viel von der ‚Aktivitätspflege', von der ‚Förderung und Erhaltung der Selbständigkeit' gesprochen.

Was heißt: Selbständigkeit fördern?

Sicherlich ist es allein schon aus Gründen der Erhaltung des Selbstbewußtseins, der persönlichen Identität sinnvoll, die Selbständigkeit der Heimbewohner zu fördern.

Aber aus einem Fördern darf kein Fordern werden!

Vielzuschnell stülpen Pflegekräfte ihre Vorstellung von Selbständigkeit den Bewohnern über. Die Folgen sind dann zwar häufig sichtbare Erfolge (die nicht nur die Bewohner brauchen, sondern auch Pflegekräfte für ihre eigene Motivation), die allerdings kritisch zu betrachten sind.

Das Verständnis des Pflegenden von Selbständigkeit ist nicht immer das gleiche, welches der alte Heimbewohner hat.

Nicht jeder Bewohner, der dazu angehalten wird, sich z. B. selbständig zu waschen, empfindet dies für sich als eine „Bereicherung" oder „Wohltat!

Oft stehen der damit verbundene Streß für den Bewohner und die möglicherweise dadurch erreichte Selbständigkeit und Zufriedenheit in keinem Verhältnis zueinander.

Eine individuelle Abwägung, resultierend aus einer genauen Beobachtung und (wo möglich) Absprache zwischen Pflegekräften und Bewohner, sowie eine „sanfte Pflegeplanung" sind unabdingbar!

Vorrangiges Ziel sollte es meines Erachtens jedoch verstärkt sein bzw. werden, die Eigenarten der Bewohner zu kennen, zu fördern und zu erhalten!

Erhalt der Selbständigkeit heißt also zunächst: (Aus-)Leben dürfen der Eigenarten.

Gerade im Altenheim mit seinen für Pflegebedürftige und verwirrte Bewohner desillusionierenden Realitäten ist es für Verwirrte wichtig, Identifikation zu erfahren; sich selbst wahrnehmen zu können und zu dürfen.

Ob dies mit dem hinlänglich bekannten „Realitäts-Orientierungs-Training" erreicht wird, ist fraglich. Welche Realität wollen Pflegende den Verwirrten damit eigentlich „antrainieren": ihre eigene oder die des alten und ver-rückten Menschen?!

Die alltäglichen Gegenstände des Lebens zu der jeweiligen Zeit wieder erkennen zu können und wahrzunehmen reicht aus; es ist in vieler Hinsicht überflüssig (und häufig mit unnötigem Streß für den Bewohner verbunden) diese auch noch während des gesamten Tagesablaufs immer wieder ertasten, benennen und erkennen zu müssen.

Auch das häufig in Altenheimen anzutreffende Kontinenztraining hat mit den eigentlichen Bedürfnissen eines alten Menschen oft wenig zu tun. Versuchen Sie einmal, im gleichen Rythmus Stuhl und Wasser zu lassen, wie es von Heimbewohnern verlangt wird.

Jan Wojnar schilderte auf einem Kongreß der Deutschen Gesellschaft für Gerontologie und Geriatrie im Hamburg einmal sehr treffend, was Kontinenztraining für alte Menschen im Altenheim bedeuten kann:

„Wenn Sie völlig unbedarft auf einer Pflegestation eines Altenheims zwei in weiß gekleidete Pflegekräfte antreffen, die einen alten Mann rechts und links mit den Armen verschränkt zwischen sich nehmen und mit ihm zur Toilette gehen, die Türe hinter sich schließen und sie hören nur noch ein lautes Schreien, dann wissen sie was Kontinenztraining aus Sicht eines Heimbewohners sein kann." [32]

Die behandlungspflegerische Fixiertheit vieler Pflegekräfte hat einen konkreten Hintergrund. Nicht

[32] Jan Wojnar, Vortrag im Rahmen der Veranstaltung „Zukunft der Pflege" vom 07.10. – 09.10.93 in Hamburg

nur daß diese Themen gerne und häufig innerhalb ihrer Ausbildung von den entsprechenden Dozenten referiert werden, sondern sie werden auch noch vorrangig geprüft; handelt es sich doch um den Bereich, der für Pflegekräfte wie andere Beteiligte auch ‚meßbar' ist. Eine Spritze, die ich setze, kann ich im Verordnungsblatt der Dokumentation angeben, einen Katheter, den ich lege, kann ich sehen, bei einer Wunde, die ich versorge, kann jeder den Heilungsprozeß erkennen, wenn die Wundversorgung gut war.

Aber wer betrachtet es als eine qualifizierte und sinnvolle Arbeit, einen verwirrten Heimbewohner vor Selbst- oder Fremdgefährdung zu schützen, ohne dabei sein Selbstbestimmungsrecht einzuschränken?

Wie läßt sich hierbei Pflegequalität messen und belegen?

Solange derartige Leistungen noch nicht mal als Pflegestandards erfaßt und festgelegt werden und erst recht nicht mit Leistungsträgern abrechenbar sind, brauchen wir uns nicht zu wundern, daß Pflegearbeit nach anderen Maßstäben bewertet wird und Pflegekräfte sich hiernach vorrangig orientieren.

Welcher Heimleiter bewertet das abgewogene und durchdachte ‚Aus dem-Haus-gehen-lassen' einer Heimbewohnerin als Leistung seiner Pflegekräfte?

Zunächst wird doch wohl vermutet, daß die Pflegekräfte ihre Aufsichtspflicht vernachlässigt haben.

Wichtiger als jede Diskussion um die mögliche Verletzung der Aufsichtspflicht erscheint es mir, relevante biographische Anknüpfungspunkte zu erforschen und aktuelle wie verschüttete Bedürfnisse aufzudecken und hiermit durch gezielte Angebote zum „Wohl-Sein" des Verwirrten beizutragen.

Dieser pflegerische Ansatz sollte auch einfließen in ein schriftliches Konzept, welches jedes Altenheim zur Transparenz seiner Arbeit, seiner Angebote, aber auch seiner strukturellen Grenzen erstellen sollte.

Allein schon aus diesem Grund wäre es sinnvoll, wenn die Heime dazu übergingen und ihren Bewohnern individuelle Heimverträge anbieten würden. Hiermit läßt sich viel gezielter auf die Eigenarten des jeweiligen Bewohners eingehen, als dies bislang der Fall ist.

Auch die Pflegeplanung sollte sich eher an den vorhandenen Ressourcen orientieren und Maßnahmen entwickeln, wie diese gefördert werden, anstatt Defizite zu beschreiben, die es ‚aktivierend' aufzuheben gilt.

Ein Pflegeplanungsziel, welches die Selbstbestimmung individuell fördert und erhält, ist meistens wichtiger und realistischer zu erreichen als das Pflegeziel, die Inkontinenz (ohne das Einverständnis des Bewohners) zu beseitigen.

Die – vertraglich geschuldeten – Angebote müssen auf die Biographie des Bewohners abgestimmt werden.

Ich persönlich möchte als alter Mann keine Pfeifen- oder Kastanienmännchen basteln, wichtiger wäre es mir, hin und wieder in der Badewanne zu liegen und Musik zu hören und dort Kaffee zu trinken.

Welche Eigenarten, Bedürfnisse und Wünsche hatten die Bewohner?

Welche sind ihnen heute noch (oder wieder) wichtig?

Was bieten Sie ihnen diesbezüglich an?

9. Verwirrte ver-rückt sein lassen

In der oben genannten Abwägung zwischen möglichen Streßfaktoren und durchaus lebenswerten Zielen (Selbständigkeit) besteht der Schlüssel für einen anderen Umgang mit Verwirrtheit und verwirrten Menschen.

Viele verwirrte Heimbewohner verfügen über eine „Biographie ihrer Verwirrtheit".

Sie ist der Ansatzpunkt für das wesentliche Ziel: Sich Wohlfühlen können.

Müssen wir einen Bewohner, der es liebt, tagsüber im Schlafanzug umherzugehen, in ein Hemd und eine Hose zwingen?

Mit welcher Berechtigung glauben wir, aus unseren Erfahrungen, unserem Lebensstil, den „Werten der Gesellschaft" ableiten zu können, was richtig und was weniger richtig oder falsch für einen Verwirrten ist?

Möchte ein Verwirrter, daß man ihn morgens weckt mit den realitätsorientierenden Worten:

„Guten Morgen Herr Müller, es ist der 18. Mai 1993, 8.00 Uhr morgens, die Sonne scheint und in einer halben Stunden gibt es Frühstück."

Wollen wir so geweckt werden, bzw. will Herr Müller so geweckt werden?

Was hält viele Pflegende eigentlich davon ab, einen alten Menschen ver-rückt werden zu lassen bzw. ihn in seiner Verwirrtheit zu belassen?

Liegt es daran, daß es uns schwerfällt, tagtäglich neue Brücken in die ver-rückte Welt des Verwirrten aufzubauen?

Und wenn diese Brücken aufgebaut werden: Wer soll darüber gehen? Wer soll sich auf wen zubewegen?

Pflegende handeln vielzu häufig nach dem Motto:

„Wir bauen die Orientierungs-Brükken; dann hat der Verwirrte bitteschön diese zu nutzen und darüber zu gehen."

Diese meist unbewußte Haltung vieler Pflegenden schafft Streß!

Streß für den ver-rückten Bewohner. Streß für die Pflegenden.

Frustrationen entstehen aus nichterfüllten Erwartungen.

Mit welchen Erwartungen gehen Sie auf Verwirrte zu?

Warum können wir alte Menschen nicht „in Ruhe ver-rückt werden lassen"? [33]

Neue Wege in der Altenpflege sind vor allem Wege über Brücken, die wir Pflegenden gehen müssen, nicht die Verwirrten!

Dabei auch mal etwas „zu lassen" bzw. „zuzulassen" bedeutet für beide, Pflegende wie Verwirrte, eine Erleichterung!

Zuzulassen bedeutet nicht, passiv zu bleiben und zuzusehen, wie der Verwirrte in problematische Lebenslagen gerät.

Zuzulassen bedeutet ein aktiver bewußter Prozeß zwischen Pflegenden und Verwirrten, bei dem der Pflegende weniger in die verrückte Welt des Verwirrten eingreifen, als vielmehr in der „realen Welt" Rahmenbedingungen gestalten und schaffen sollte, die dem Verwirrten „gut tun", die ihm helfen, seinen Bewegungsdrang ausagieren zu dürfen, die ihm belastende Ängste nehmen, die ihm Vertrautheit vermitteln und ihm andererseits sein Recht auf Selbstbestimmung realisieren läßt.

Recht auf Selbstbestimmung heißt auch für Pflegende: das Recht auf Verwirrtheit im Pflegealltag als Handlungsmaxime anzuerkennen.

Recht auf Verwahrlosung heißt: unkonventionelle Lebensweisen „(aus-)leben können."

Menschen mit ausgefallenen Lebensstilen werden schneller als verrückt oder verwirrt bezeichnet als andere.

Wenn Verwahrlosung Ausdruck des eigenen Lebensstils (geworden) ist, dann besteht Altenpflege im Rahmen einer fachgerechten Betreuung im wesentlichen darin, ‚Alternativen' anzubieten!

Der alte „verwahrloste" Mensch entscheidet (Selbständigkeit!), ob er dieses (oder ein anderes) Angebot annimmt und wieweit er es annimmt!

Als Pflegende müssen wir zudem lernen, dem Verwirrten in gewissem Umfang auch ein „Recht auf Risiko" einzuräumen.

Das Leben jedes einzelnen Menschen ist täglich mit Risiken behaftet.

Verwirrte gehören nicht unter eine hiervon befreite Käseglocke!

Fachgerechte Betreuung heißt auch Risiken zuzulassen. Die Grenzen sind in Kap. V umschrieben. Es geht nicht darum, vorsätzlich oder grob

---

[33] gleichnamiger Titel des Buchs von Erich Schützendorf und Helmut Wallrafen-Dreisow, 1991

fahrlässig Gefahren in Kauf zu nehmen, sondern es geht um die sachgerechte situativ bedingte Abwägung zwischen dem Freiheitsanspruch des Verwirrten und der Betreuungspflicht des Pflegenden.

Dies ist – für Pflegende – „in der Realität trainierbar".

Anlage

Fragebogen: „Fixierungen im Altenheim"

1. Welche der unten angegebenen Tatbestände würden Sie bei mobilen und teilweise mobilen Heimbewohnern als „Fixierung" bezeichnen?
   - ❑ Trickschlösser an den Stationstüren oder Eingangstüren
   - ❑ Abschließen der Zimmertüren
   - ❑ Täuschung über Verriegelung
   - ❑ Bauchgurte im Bett
   - ❑ Bettgitter
   - ❑ Bettschürzen
   - ❑ Stecktische am (Roll-)stuhl
   - ❑ Hand-, Fuß- und Körperfesseln
   - ❑ Gurte am Stuhl
   - ❑ Wegnahme von Bekleidungsstücken (z. B. Schuhe)
   - ❑ Wegnahme der Fortbewegungsmöglichkeiten (z .B. Rollstuhl, Gehwagen)
   - ❑ psychischer Druck
   - ❑ sedierende Medikamente

2. Haben Sie im Verlauf Ihrer Berufs- oder Ausbildungstätigkeit im Altenheim schon mal eine/n HeimbewohnerIn fixiert?

   ❑ ja, einmal ❑ ja, mehrfach ❑ nein, noch nie

3. Wenn ja, aus welchem Grund geschah dies?
   - ❑ akute Selbstgefährdung des Bewohners
   - ❑ mögliche Selbstgefährdung des Bewohners
   - ❑ akute Fremdgefährdung (Dritter) durch den Bewohner
   - ❑ Sturzgefahr
   - ❑ Personalmangel
   - ❑ auf Wunsch des Bewohners
   - ❑ andere Gründe: ______________________________

4. Wenn ja, wer gab die Anweisung zur Fixierung?
   - ❑ Heimleitung
   - ❑ Stationsleitung
   - ❑ eigenverantwortliche Durchführung
   - ❑ Andere Personen (bitte kurz benennen) ______________________
   - ❑ Arzt
   - ❑ Angehörige
   - ❑ Bewohner selbst

5. Haben Sie schon mal an einer Fortbildung zu den Themen „Fixierung", „Selbstbestimmungsrecht des Heimbewohners" oder „Aufsichts- und Betreuungspflicht" teilgenommen?
   - ❑ ja, einmal
   - ❑ ja, mehrfach
   - ❑ nein, noch nie
   - ❑ habe mich aber selber mit dem Thema schon näher beschäftigt

6. Dürfen in Ihrer Einrichtung räumlich nicht orientierte BewohnerInnen das Haus alleine verlassen?
   - ❑ nein, auf gar keinen Fall
   - ❑ ja
   - ❑ ja, nach Möglichkeit geht jemand mit
   - ❑ ja, unter bestimmten Voraussetzungen (benennen Sie diese kurz)

   ____

7. Welche Handlungsalternativen zum Fixieren sind Ihnen bekannt und werden von Ihnen angewendet?

   ____

   ____

   ____

8. Welche Ausbildung und Funktion haben Sie?
   - ❑ examinierte/r AltenpflegerIn
   - ❑ examinierte/r KrankenpflegerIn
   - ❑ PflegehelferIn
   - ❑ StationsleiterIn
   - ❑ stellvertretende/r StationsleiterIn
   - ❑ SchülerIn
   - ❑ PraktikantIn
   - ❑ Zivildienstleistende/r
   - ❑ Aushilfskraft
   - ❑ Sonstiges (bitte kurz angeben): ______________

9. Wie lange sind Sie im Beruf tätig?
   - ❑ bin noch in der Ausbildung
   - ❑ bin im Anerkennungsjahr
   - ❑ weniger als ein Jahr
   - ❑ bis zu drei Jahren
   - ❑ bis zu fünf Jahren
   - ❑ bis zu zehn Jahren
   - ❑ länger als zehn Jahre

Literaturverzeichnis

Es folgt eine Aufstellung von weiterführenden bzw. verwendeten Fachzeitschriften, Büchern und sonstigen Publikationen.

Auf eine genaue Angabe der im einzelnen verwendeten Literatur wird verzichtet, da diese jeweils im Text durch entsprechende Fußnoten kenntlich gemacht wurde.

Zeitschriften:

- „Altenheim", Vincentz-Verlag, Hannover
- „Altenpflege", Vincentz-Verlag, Hannover
- „Zeitschrift für Gerontologie"
- „Geriatrie Praxis", München

Bücher:

- Brandt, H. u.a.: „Stationäre Altenhilfe", Freiburg i. B., 1987
- Dörner, K. und Plog, U.: „Irren ist menschlich", Bonn, 1984/92
- Fromm, E.: „Haben oder Sein", Stuttgart, 1976
- Gastiger, S.: „Freiheitsschutz und Haftungsrecht in der stationären und ambulanten Altenhilfe", Freiburg i. B.,
- Goberg, O.: „Das Heimgesetz – Kommentar", Hannover, 1991
- Gronemeyer, R.: „Die Entfernung vom Wolfsrudel", Frankfurt a.M., 1989
- Hummel, K.: „Freiheit statt Fürsorge", Hannover, 1991
- Jürgens, Kröger u.a.: „Das neue Betreuungsrecht", München, 1992
- Klie, Th.: „Recht auf Verwirrtheit?", Hannover, 1993
- Klie, Th.: „Recht der Altenhilfe", Hannover, 1991
- Klie, Th.: „Rechtskunde für die Altenpflege", 1991
- Klie, Th.: „Heimaufsicht – Praxis, Probleme und Perspektiven", Hannover, 1988
- Rasehorn, H. und E.: „Ich weiß nicht, was soll es bedeuten", Hannover, 1991
- Schmidbauer, W.: „Helfen als Beruf", Hamburg, 1983/92
- Schmidbauer, W. (Hg.): „Pflegenotstand – das Ende der Menschlichkeit", Hamburg, 1992
- Schützendorf, E. und Wallrafen-Dreisow, H.: „In Ruhe verrückt werden dürfen", Frankfurt a.M., 1991
- Zgola, J.M.: „Etwas tun!", Bern (CH), 1989

Sonstige Publikationen:

- „Arbeitshilfe des MAGFF, Baden-Württemberg", 1991
- Lotze, Dr.: „Gutachten vom 11.05.88 für das AG Hamburg", 1988